Ma grossesse
en 300 questions / réponses

Des experts répondent
à toutes vos interrogations !

Marjolaine Solaro

Avec Marie-Christine Bourg, sage-femme

et Bénédicte Lafarge-Bart, gynécologue-obstétricienne

© Éditions First, un département d'Édi8 2012

Le code de la Propriété Intellectuelle interdit les copies ou reproductions destinées à une utilisation collective. Toute représentation ou reproduction intégrale ou partielle faite par quelque procédé que ce soit, sans le consentement de l'Auteur ou de ses ayants cause est illicite et constitue une contrefaçon sanctionnée par les articles L335-2 et suivants du Code de la Propriété Intellectuelle.

ISBN 978-2-7540-3782-2
Dépôt légal : avril 2012
Imprimé en France par Pollina - L70426
Édition : Audrey Bernard
Mise en page intérieure : NPEG.FR
Mise en page couverture : Bérengère Renault
Illustrations de couverture et intérieur : Nathalie Jomard

Éditions First, un département d'Édi8
12, avenue d'Italie
75013 Paris
Tél : 01 44 16 09 00
Fax : 01 44 16 09 01
e-mail : firstinfo@efirst.com
Site internet : **www.editionsfirst.fr**

Remerciements :

À Tanguy, Guilem et Séraphine
pour leur amour permanent et leur enthousiasme infaillible.

À ma famille et mes amis
pour leur confiance et leur soutien sur ce nouveau projet.

À Audrey Bernard
pour sa bienveillance professionnelle.

Aux 12 experts
qui ont bien voulu m'aider à répondre à ces centaines de questions et avec qui j'ai pris grand plaisir à travailler.

Un merci particulier à Béné
pour nos fous-rires salvateurs durant la préparation de cet ouvrage. Une vraie bouffée d'oxygène.

Un grand merci également à Marie-Christine Bourg
de m'avoir aidée il y a quelques années à tracer mon chemin vers la maternité.

L'auteur
Ancienne journaliste, **Marjolaine Solaro** est désormais rédactrice et réalisatrice pour Internet. Maman de deux jeunes enfants, elle s'est spécialisée dans les domaines du médical, de la maternité et de la puériculture. En 2008, elle lance le blog www.marjoliemaman.com pour son plus grand plaisir.

Les experts
Si nous avons voulu ce livre comme un livre rassurant vous offrant des conseils et des réponses de manière bienveillante, nous avons également voulu vous apporter un éclairage pointu avec l'aide de nos 12 experts. À chaque fois qu'une question le nécessite, ils interviennent pour expliquer, détailler, décortiquer la réponse et offrir une information de qualité.

Marie-Christine Bourg est sage-femme libérale à Paris. Consciente des multiples questions et inquiétudes des femmes enceintes qu'elle fréquente au quotidien, Marie-Christine Bourg nous fait partager son expérience aussi bien pour le suivi des grossesses, la préparation à la naissance et à la parentalité, le suivi post-natal ou la rééducation du périnée ; que ce soit sur un plan médical, humain ou plus encore.

Bénédicte Lafarge-Bart est gynécologue-obstétricienne à l'hôpital Lariboisière (AP-HP) à Paris. Elle est maman de deux jeunes enfants, le deuxième étant né lors de la rédaction de cet ouvrage. Elle nous apporte son savoir-faire médical et son vécu hospitalier.

Marie-Christine Bourg et le **docteur Lafarge-Bart** se sont chargées de la relecture de cet ouvrage pour une meilleure cohérence globale.

François Bart est anesthésiste-réanimateur à l'hôpital Lariboisière à Paris (AP-HP). Papa de deux petits garçons, il se penche pour nous sur tout ce qui concerne l'anesthésie autour de l'accouchement.

Jeannick Guerlesquin est psychologue clinicienne à l'hôpital Charcot de Lorient (56). Mère de trois grands enfants et grand-mère, elle nous aide à démêler les émotions très chahutées des femmes enceintes et de leur entourage.

Muriel Ighmouracène est infirmière-puéricultrice, consultante en lactation IBCLC et maman d'une petite fille. Elle intervient sur toutes les questions concernant l'allaitement.

Marie-Christine Lé est avocate en droit du travail au barreau de Paris. Elle répond aux questions relatives au travail et au droit en général.

Julie Lemale est pédiatre à l'hôpital Armand Trousseau à Paris (APHP). Maman de deux petites filles, elle a co-signé avec Marjolaine Solaro *Le dico des petits et gros bobo*s dans la même collection (« Ma p'tite famille »).

Constance Moutafoff-Borie est gynécologue-obstétricienne à l'hôpital Robert-Debré (AP-HP). Elle est spécialiste du diagnostic anténatal et de l'échographie.

Julien Nedjar est chirurgien-dentiste à Paris. Le docteur Nedjar apporte ses conseils en matière de soins et d'hygiène bucco-dentaire spécifiques à la femme enceinte.

Laurence Nenot est diplômée en esthétique corporelle et faciale. Spécialiste et formatrice depuis 10 ans des soins de bien-être autour de la naissance (modelage, shiatsu, Yô-Ma® ou yoga massage), elle nous donne les clés pour une grossesse sereine dans un corps épanoui et en beauté. Depuis 30 ans, elle met son savoir-faire au service de l'équilibre du corps et de l'esprit, et la vitalité dans un concept de globalité, concentré de plus en plus sur le noyau familial. Retrouvez-la sur www.naitreetbienetre.com

Marc Saquer est médecin-ostéopathe à Hennebont (56). Il intervient particulièrement dans la rubrique des « maux » de la grossesse.

Martine Walker est diététicienne et praticienne du GROS (groupe de réflexion sur l'obésité et le surpoids). Elle dispense ses bons conseils en matière d'alimentation. Vous pouvez la retrouver sur son site www.mincirenmangeantdetout.com

Sommaire

Introduction	8
Légende des pictos	11
Note à l'attention des futurs papas	12
Petit lexique de la femme enceinte	13
ACTE 1 : Enceinte ?	15
ACTE 2 : Les maux de la grossesse	33
ACTE 3 : Alimentation et hygiène de vie	63
ACTE 4 : Le suivi médical	95
ACTE 5 : Le bébé	115
ACTE 6 : L'accouchement	131
ACTE 7 : Après l'accouchement	157
ACTE 8 : Le couple	179
ACTE 9 : Les angoisses	193
ACTE 10 : L'administratif et le travail	211
ANNEXES	
Les aliments déconseillés	226
La trousse à pharmacie de la femme enceinte	230
Les numéros utiles	234
Index	235

Introduction

Si les femmes enceintes devaient lister toutes les questions qui leur passent par la tête durant neuf mois, elles auraient certainement une entorse du poignet à force d'écrire... Ces questions sont bien présentes, propres à chacune, propres à chaque grossesse. Si elles sont parfois faciles à partager avec son entourage, certaines questions sont plus angoissantes, plus mystérieuses, plus honteuses... Et pourtant, elles doivent trouver un lieu d'expression. Ce petit guide est là pour vous aider à répertorier les questions que vous, futures mamans, vous vous posez le plus souvent sans oser toujours les partager avec votre entourage affectif ou médical. En matière de maternité, il n'y a pas de question bête – et cela que l'on attende son premier ou son cinquième enfant. Notez cette phrase dans un coin de votre tête et ne l'oubliez jamais !

La grossesse est un tournant dans la vie d'une femme au cours duquel tout ce qui fait sa vie actuelle (ou presque) va se retrouver différemment mis en perspective. Il est donc tout à fait normal de s'interroger sur les changements au sein de son corps, de son couple, de sa vie de famille, de sa vie professionnelle, de sa garde-robe... Et d'être curieuse, tout simplement ! En résumé, si vous vous posez des questions à tout bout de champ, c'est tout ce qu'il y a de plus normal, classique, commun, habituel, logique et non, vous n'êtes pas folle !

Ce livre entre les mains, vous avez déjà de quoi faire le tour de votre grossesse en plus de 300 questions ! Nous avons voulu faire de ce guide le meilleur ami de la femme enceinte : celui qu'elle va consulter quand elle aura un doute, celui qu'elle va emporter partout avec elle grâce à son format pratique, celui qu'elle pourra solliciter en pleine nuit, celui qu'elle pourra annoter et enrichir de ses réflexions, celui qui lui parlera avec bienveillance comme pourrait lui parler une copine, mais qui lui apportera également un savoir précis sur le sujet qui la questionne.

Ce guide, écrit avec l'aide précieuse de 12 experts, n'a au final qu'un objectif : vous aider à faire de votre grossesse une période agréable en éloignant les petits (et gros) maux, les angoisses, les tracasseries administratives et autres nuages noirs qui viennent parfois assombrir ces 9 mois extraordinaires.

Mais, comme nous connaissons bien les femmes enceintes, nous savons également que vous allez réussir à inventer des questions qui ne figurent pas dans cet ouvrage ! Ce qui est logique puisque, si nous nous ressemblons sur bien des choses, chacune d'entre nous est unique ! N'hésitez pas alors à poser vos questions à votre entourage qu'il soit médical, affectif ou administratif suivant vos besoins. Normalement, vous obtiendrez des réponses et cela vous aidera à poursuivre votre grossesse le cœur léger (et le ventre lourd).

Nous vous souhaitons une belle grossesse et nous espérons vous être utiles tout au long de cette incroyable aventure.

Marjolaine Solaro

→ Légendes des pictos

Afin de naviguer au mieux dans cet ouvrage, nous vous proposons une légende explicative.

T1 La question concerne surtout le premier trimestre

T2 La question concerne surtout le deuxième trimestre

T3 La question concerne surtout le troisième trimestre

 La question concerne aussi les papas

Note à l'attention des futurs papas

Chers futurs papas,

Oui, on vous a vu feuilleter du coin de l'œil ce petit guide que votre compagne a laissé subtilement traîner (la maligne)...

Déjà, si vous tenez ce livre entre les mains, votre curiosité montre que vous êtes sur la bonne voie... celle qui va vous mener tout droit à la paternité !

Si, pour votre compagne, la grossesse se vit physiquement, pour vous, il en est autrement... Cela reste très théorique et peu concret, surtout si c'est une première.

À vous de rendre la chose réelle en vous investissant dans cette grossesse, en développant le lien avec votre bébé, en apprenant des choses sur cette incroyable aventure de 9 mois.

N'hésitez pas à poser des questions, toutes les questions même celles qui vous semblent idiotes, car, en termes de paternité, toutes les questions ont le droit d'être posées. N'hésitez pas à partager avec votre compagne les moments forts qui rythment la grossesse en l'accompagnant à ses rendez-vous médicaux, à ses échographies...

Plus vous participerez en amont à la préparation de l'arrivée du bébé, plus votre rôle sera évident à la naissance et plus votre rôle de papa sera bien défini...

Pour vous faciliter les choses, nous avons mis en place une petite légende pour attirer votre attention sur les questions qui vous concernent particulièrement. Ce pictogramme ♂ vous servira de balise. Cependant, si vous le souhaitez, n'hésitez pas à lire ce livre en entier, ce n'est pas interdit !

Bonne lecture et surtout belle aventure à vous.

Petit lexique de la femme enceinte

C'est un peu comme si vous mettiez le pied dans un pays étranger, durant votre grossesse, vous allez entendre des mots et des expressions jusqu'alors inconnus par vos oreilles de future maman. Voilà de quoi vous éclairer un peu !

AAD : accouchement à domicile.

Doppler : examen qui permet de s'assurer du bon échange d'oxygène et de nutriments entre la mère et le fœtus.

DPA : date probable (ou prévue) d'accouchement.

DPO : date probable d'ovulation.

Gravidique : en lien avec la grossesse.

Hypertension : tension artérielle supérieure ou égale à 14/9 (HTA).

MAP : menace d'accouchement prématuré.

Multipare : femme qui accouche pour la deuxième fois ou plus.

Nullipare : femme qui n'a jamais eu d'enfant.

Percentile : pour vulgariser au maximum, on parle de percentile pour évaluer la taille du bébé par rapport aux normes calculées sur la population générale. Un bébé au 50e percentile est un bébé standard. Un bébé au 80e percentile est un bébé plus grand ou plus gros que la moyenne mais toujours dans les normes

Primipare : femme qui accouche pour la première fois.

RDC : retour de couche, première fois que l'on a ses règles après l'accouchement.

SA : semaines d'aménorrhée (voir comment les calculer, page 97).

SG : semaines de grossesse (voir comment les calculer, page 97).

Travail : ensemble des phénomènes qui conduisent à l'accouchement.

TV : toucher vaginal.

« Vous êtes à quel terme ? » : question posée au début de chaque visite médicale afin de savoir à combien de semaines d'aménorrhée vous en êtes.

Enceinte ?

acte 1

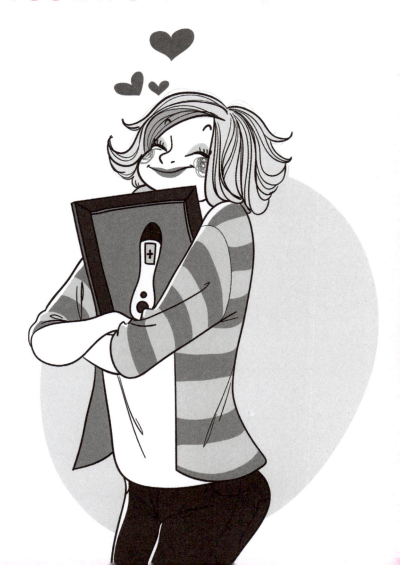

Ouverture

Attention, ici commence une grande aventure : votre grossesse. Relisez cette phrase autant de fois qu'il le faut pour commencer un tout petit peu à réaliser avant de continuer à lire la suite. Si cela vous aide, lisez-la à voix haute. Oui, on a bien dit « votre grossesse ». Ni celle de la voisine, ni celle de votre copine, la vôtre... Oui, il y a bien un petit être qui commence sa construction bien au chaud dans votre ventre. Oui, vous êtes devenue une fabrique à bébé... C'est le début d'une longue série de premières fois, plus spécialement s'il s'agit de votre première grossesse. Le premier test pipi (que vous aurez envie de confirmer par un deuxième test pipi dans 98 % des cas...), la première prise de sang, les premiers symptômes, les premières questions, les premières émotions, les premières larmes, les premières angoisses... Tout un univers s'ouvre à vous. Félicitations et commençons d'abord par examiner toutes les questions qui se posent autour de cette découverte : vous êtes enceinte. Ça y est... C'est parti...

▶ Le test

Il est positif ? Oui ? Oui !!! Votre grossesse est lancée, prenons un peu de temps pour analyser (!) tout ça...

À partir de quand puis-je faire un test de grossesse ? T1

Le mieux est d'attendre d'avoir quelques jours de retard pour effectuer un test urinaire, soit une quinzaine de jours après la conception. La plupart des tests fonctionnent dès le premier jour de retard de règles. Certains laboratoires ont développé des tests dits « précoces » qui sont capables de détecter une grossesse 10 jours après le rapport, soit environ 4-5 jours avant la date prévue des règles. Les tests recherchent la présence de l'hormone bêta-hCG dans les urines. On conseille en général d'effectuer le test urinaire au réveil. Un test coûte entre 7 et 20 euros, mais les pharmacies proposent souvent des lots de 2 tests avec une réduction.

> **L'AVIS DE** la sage-femme
>
> Nous vous conseillons d'attendre d'avoir du retard, car certaines grossesses s'arrêtent de manière très rapide et ces fausses couches très précoces passent inaperçues puisqu'elles ont lieu avant le retard de règles.

Qu'est-ce que l'hormone bêta-hCG ? T1

Il s'agit d'une hormone synthétisée par l'œuf fécondé. La présence de cette hormone indique donc qu'il y a une grossesse en cours.

> **L'AVIS DE** la gynécologue-obstétricienne
>
> Pourquoi bêta-hCG ? L'hCG pour hormone Chorionique Gonadotrope, bêta car il s'agit de la sous-unité bêta (et non alpha). Il s'agit d'une hormone sécrétée par le trophoblaste (futur placenta) dès le 9e jour après l'ovulation s'il y a fécondation.

Elle permet l'organisation de la production de progestérone nécessaire à l'évolution de la grossesse. Son taux double toutes les 48 heures pour atteindre un pic vers la 8e SA (environ 200 000 UI/l). Le taux diminue ensuite progressivement au cours des semaines de grossesse (pour atteindre jusqu'au bout un taux aux alentours de 5 000 UI/l).

J'ai fait un test pipi, le résultat est-il fiable ?

Il faut d'abord vérifier que la fenêtre témoin est bien activée. Si oui et si votre résultat est positif, vous êtes enceinte et cela même si la ligne est très claire. Il n'y a pas de faux positifs. En revanche, si votre test est négatif et que vous attendez toujours vos règles, vous pouvez le refaire 24 ou 48 heures plus tard. Il se peut que vous soyez enceinte et que le taux d'hormones ne soit pas détectable tout de suite.

Est-ce étrange de vouloir conserver le bâtonnet du test pipi en souvenir ?

Repensez à la jeune femme que vous étiez avant d'avoir cette envie d'enfant. Imaginez ce qu'elle penserait d'une femme qui conserve un test urinaire… Oui, elle trouverait ça bien étrange et pourtant, vous en avez envie maintenant ! Rassurez-vous, ce n'est que le début des envies étranges !!!

L'AVIS DE la psychologue

Cette envie un peu « fétichiste » a de grandes chances de disparaître quand la réalité de la grossesse s'imposera à vous et que vous sentirez la réalité de ce bébé dans votre ventre.

Faut-il faire confirmer le test pipi par une prise de sang en laboratoire ?

Le test urinaire est une bonne indication pour vous, mais votre médecin ou votre sage-femme vous fera confirmer ce test par une analyse sanguine. Le test sanguin va évaluer de manière plus sensible votre taux de bêta-hCG et permettre de donner une fourchette de terme à votre grossesse. Vous pouvez demander à votre laboratoire de réaliser la prise de sang pour vérifier la grossesse avant de vous rendre chez votre médecin ou votre sage-femme, cela vous évitera de multiplier les rendez-vous. Le résultat est en général donné rapidement, en moins de 24 heures. Notez que l'on vous demandera peut-être le résultat de cette analyse sanguine lors de votre inscription à la maternité. Il coûte une vingtaine d'euros et il est remboursé par la Sécurité sociale si vous avez une prescription.

L'AVIS DE la gynécologue-obstétricienne

Il est en effet d'usage de confirmer la grossesse par un test sanguin, mais certaines femmes ont un diagnostic de grossesse fait d'emblée sur une échographie ; le test sanguin ne sera alors plus d'aucune utilité. Son avantage est de permettre une estimation du terme de votre grossesse. Le test urinaire n'est, la plupart du temps, que qualitatif : vous êtes enceinte ou non.

Comment interpréter mon taux d'hormones bêta-hCG ? T1

Il y a des paliers qui permettent de dater l'âge de la grossesse. Ne cherchez pas à interpréter votre résultat à l'aide d'Internet, vous risqueriez de vous y perdre et de vous inquiéter inutilement. Demandez à avoir une explication de votre taux lors de la remise des résultats au laboratoire et fiez-vous aux paliers indiqués sur votre feuille de résultats d'analyse. Et surtout, demandez son avis à votre médecin ou à votre sage-femme.

L'AVIS DE la gynécologue-obstétricienne

Il existe plusieurs techniques de dosage pouvant faire varier les taux. Ce taux permet d'avoir un ordre d'idée de l'âge de votre grossesse – en général le résultat est à 1 ou 2 semaines près. Pour les femmes qui ont des cycles réguliers et connaissent la date de leurs dernières règles, il permet de s'assurer de la bonne concordance. S'il y avait une discordance ou si une femme ne connaît pas sa date éventuelle de fécondation, le médecin ou la sage-femme pourra prescrire une échographie précoce (avant 12 SA), dite de datation, pour dater la grossesse. Cet examen est le plus précis pour dater une grossesse (+/- 3 jours).

Cette prise de sang n'est effectuée qu'une seule fois et il n'est absolument pas nécessaire de répéter le dosage pour s'assurer que le taux augmente.

Il existe cependant certains cas particuliers où le suivi du taux d'hormones est nécessaire, notamment en cas de grossesse de localisation indéterminée (de suspicion de grossesse extra-utérine). Le taux peut rester élevé, même après une fausse couche spontanée, il témoigne d'une imprégnation hormonale et non de l'évolutivité de la grossesse. À noter : en cas de grossesse gémellaire, le taux d'hCG est généralement doublé.

▶ Le suivi médical

Certes, la grossesse n'est pas une maladie, mais cet état nécessite un suivi particulier, ne le négligez pas.

Mon généraliste ou une sage-femme peut-il assurer tout mon suivi ? T1

Pourquoi pas. Si cela vous rassure d'être entre les mains de votre généraliste que vous connaissez depuis longtemps. Il y a cependant quelques conditions à cela. S'il est d'accord (condition évidente, mais bon), s'il a l'habitude et si votre grossesse ne présente aucune pathologie, le généraliste peut vous suivre jusqu'au 7e mois ; à ce moment-là, la maternité que vous aurez choisie prendra le relais. Vous pouvez également choisir de vous faire suivre par une sage-femme en libéral, à l'hôpital ou par un gynécologue-obstétricien. Il faut avoir en tête que la personne qui vous suit ne sera certainement pas celle qui va vous accoucher et qu'en cas de grossesse physiologique, c'est-à-dire une grossesse sans problème, c'est une sage-femme qui vous accouchera. Si vous décidez de vous faire suivre en clinique privée, vous pouvez « négocier » avec votre gynécologue-obstétricien sa présence à votre accouchement.

L'AVIS DE la sage-femme

Certaines sages-femmes proposent un suivi global, c'est-à-dire un suivi médical durant toute la grossesse – en dehors de toute pathologie – avec accouchement et suivi post-natal à domicile ou en maternité ensuite. Dans ce cas, cette même sage-femme sera présente de bout en bout.

L'AVIS DE la gynécologue-obstétricienne

En effet, une femme sans antécédent particulier (personnel ou familial) peut être suivie par son médecin traitant, une sage-femme libérale ou son gynécologue de ville. Il faut savoir que les généralistes ou les gynécologues ne font pas tous de suivi obstétrical.

En cas de grossesse multiple ou de grossesse dans un contexte d'aide médicale à la procréation, le suivi sera fait plus précocement en maternité. Il en est de même en cas d'âge maternel élevé, d'antécédent personnel nécessitant une grossesse encadrée médicalement (diabète, dysthyroïdie, hypertension artérielle, épilepsie, cardiopathie, maladies neurologiques, VIH, hépatites virales, addiction, etc.) ou en cas d'antécédent obstétrical particulier (problème lors d'une précédente grossesse, histoire familiale de maladie chromosomique ou génique, etc.). Selon l'antécédent, vous serez orientée vers une maternité de niveau 2 ou 3 (voir pages 23/24). Certaines maternités travaillent même avec des obstétriciens « sur-spécialisés ».

À quoi sert la roulette que les obstétriciens et les sages-femmes consultent ?

Aussi appelée réglette, cette roulette est un véritable pense-bête qui s'adapte à chaque grossesse. Il suffit de régler la roulette sur la date de début de grossesse pour savoir à quel terme en est la patiente. Cela permet à la personne qui vous suit de dater votre grossesse en semaines d'aménorrhée.

L'AVIS DE la gynécologue-obstétricienne

Connaître son terme de grossesse est capital. Chaque femme devrait pouvoir dire quel est son terme approximatif en SG ou SA. Prenons l'exemple d'une femme qui saigne qui est accompagnée par les pompiers à l'hôpital. Les pompiers appellent l'hôpital pour dire qu'ils arrivent avec une femme enceinte de 5 mois… Oui mais alors, début du 5e mois (comprendre fin 4e), ou 5 mois effectifs ? Plutôt début ou plutôt fin du mois, aïe… L'arsenal thérapeutique déployé par l'équipe médicale n'est pas toujours le même, ni l'urgence évoquée selon le terme…

Si vous n'y arrivez pas, retenez l'une de ces 3 dates : Date des Dernières Règles (DDR) ou Date de début de Grossesse (DG ou date de conception, souvent donnée à la 1re échographie) ou Date Prévue d'Accouchement (DPA).

▶ Le choix de la maternité

Se préparer à devenir parent, c'est commencer à faire des choix. D'ici quelques années vous devrez choisir son école mais, pour le moment, il faut déjà choisir l'endroit où vous allez lui donner naissance.

À partir de quand puis-je/dois-je m'inscrire à la maternité ? T1

Tout dépend de là où vous habitez. À Paris, certaines maternités sont prises d'assaut et il faut s'inscrire dans la foulée du test urinaire. L'inscription se fait en général par téléphone, on vous attribue un numéro et on vous donne un rendez-vous au début du 2e trimestre pour commencer le suivi. Le mieux est d'appeler la maternité que vous avez choisie une fois que vous avez la confirmation de votre grossesse par la prise de sang afin de connaître le *modus operandi* concernant l'inscription. Si vous découvrez votre grossesse tardivement, l'inscription risque d'être un peu plus compliquée, mais on vous trouvera toujours une place quelque part.

Hôpital public ou clinique privée ?

À l'hôpital public, votre grossesse peut être suivie de A à Z par une sage-femme ou un obstétricien si nécessaire. L'environnement est rassurant, car le plateau technique est au point et on peut compter sur la présence d'un obstétricien et d'un anesthésiste 24 h/24. Au niveau financier, les frais sont pris en charge entièrement par la Sécurité sociale, ce qui est loin d'être négligeable. En revanche, l'hôpital favorise l'anonymat et le suivi est en général peu personnalisé, surtout dans les grosses maternités et l'on doit bien souvent partager sa chambre faute de place, même si on avait demandé une chambre individuelle. Cependant, la tendance est tout de même à l'amélioration avec une personnalisation du suivi possible (certains obstétriciens sont présents lors des césariennes de leurs patientes si elles sont programmées), les nouvelles maternités proposent de plus en plus des chambres individuelles...

En clinique privée, le vrai plus est en théorie le suivi personnalisé. Vous pouvez avoir des exigences en termes de confort et même être accouchée par l'obstétricien qui vous suit. Simplement, tout cela a un coût. Il faut également se méfier du revers de la médaille, car certains médecins peu scrupuleux (ils ne sont pas légion, heureusement !) demandent à déclencher les accouchements de leur patiente ou programment des césariennes pour anticiper leurs plannings...

L'AVIS DE la sage-femme

Dans certaines cliniques, on peut venir avec sa sage-femme libérale pour y accoucher et profiter de ce qu'on appelle dans notre jargon « le plateau technique », c'est-à-dire toutes les installations techniques, le personnel, l'anesthésiste si on veut une péridurale, etc. Cela s'inscrit dans le cadre d'un suivi global.

L'AVIS DE la gynécologue-obstétricienne

Renseignez-vous sur l'accueil en urgence, car certaines cliniques n'ont pas d'accueil 24 h/24 avant 34 SA (7 mois pleins).

Peut-il y avoir des frais non pris en charge par la Sécurité sociale ?

Si vous accouchez dans le privé, oui. Prenez garde de choisir une maternité conventionnée, ou l'addition risque d'être salée ! N'hésitez pas demander un devis pour avoir une idée de ce qui vous attend.

Que signifient les niveaux de sécurité des maternités ?

Le niveau de sécurité des maternités est réparti en 3 niveaux, le niveau 1 étant le plus faible, le niveau 3 étant le plus élevé.

- Niveau 1 : La maternité prend en charge des grossesses physiologiques qui ne présentent donc aucun problème tout au long de leur suivi, et il s'agit là de la grande majorité des grossesses.

- Niveau 2 : La maternité est équipée d'un service de néonatologie et permet la prise en charge de grossesses à risque ou multiples.
- Niveau 3 : La maternité est équipée d'un service de réanimation néonatale et permet le suivi des grossesses à risque et la prise en charge de bébés grands-prématurés à proximité de leur maman.

L'AVIS DE la sage-femme

Certaines pourraient se dire «autant aller directement en niveau 3, on ne sait jamais ce qui peut arriver», mais ce serait une fausse bonne idée : le suivi étant le même pour toutes les grossesses, on va se retrouver avec un suivi très médicalisé alors qu'on a une grossesse tout à fait normale, simple et tranquille. Et un suivi trop médicalisé est plus stressant pour la plupart des femmes.

Si la grossesse se complique à un moment donné, le suivi est de toute façon transféré à une maternité de niveau 2 ou 3, donc pas d'inquiétude.

L'AVIS DE la gynécologue-obstétricienne

En effet, il est inutile de faire des pieds et des mains pour obtenir une maternité de niveau 3 quand tout va bien. Et inversement, si votre maternité la plus proche est un niveau 3, ne vous inquiétez non plus : on ne va pas vous trouver des problèmes par excès ! Des réseaux de transfert in utero vers les maternités de niveau adapté se font quel que soit votre terme ou votre pathologie.

Comment évaluer mes antécédents pour savoir quel niveau de sécurité choisir ?

Posez-vous tranquillement et faites l'historique de votre santé depuis votre naissance. Avez-vous des problèmes cardiaques, de diabète, d'hypertension ou toute autre pathologie au long cours ? Y a-t-il des pathologies connues ou des maladies génétiques dans votre famille ? Des jumeaux ? Avez-vous vécu des fausses couches, des IVG ? Consultez votre carnet de santé, demandez à vos parents et aux parents du futur papa et notez tout ce qui sort de l'ordinaire. Communiquez ces informations à votre médecin ou sage-femme qui pourra vous aider à déterminer le niveau requis par votre situation. Si votre enquête ne décèle rien de particulier, optez pour une maternité de niveau 1.

L'AVIS DE la sage-femme

Si vous consultez régulièrement un spécialiste — endocrinologue, cardiologue, hépato-gastro-entérologue, neurologue, etc. —, il est probable que vous ayez besoin d'un niveau 2 ou 3.

Existe-t-il des labels concernant les maternités ?

L'OMS (Organisation Mondiale de la Santé) et l'Unicef (fonds des Nations Unies pour l'enfance) accordent le label « hôpital ami des bébés » aux établissements qui favorisent l'allaitement et la proximité entre le nouveau-né et sa maman. Vous trouverez les engagements pris par ses maternités et plus de détails sur ce label en consultant www.unicef.com, rubrique « notre action ».

Il existe également le label « Maison de naissance » qui désigne un lieu à la fois d'accueil et de suivi pour les femmes enceintes et leur famille, mais aussi d'accouchement pour les grossesses physiologiques. Le suivi y serait globalisé et réalisé par une ou deux sages-femmes, les accouchements n'y seraient pas médicalisés et les sages-femmes y assurent le fonctionnement de la maison de naissance de manière autonome. Pourtant, fin 2011, leur expérimentation en France n'est toujours pas mise en place.

L'AVIS DE la sage-femme

En 2011, seules dix-sept maternités ont obtenu le label « hôpital ami des bébés », dont une seule à Paris (les Bluets). Il y a donc de fortes probabilités qu'il n'y en ait pas forcément près de chez vous. Pour vous tenir au courant de la liste actualisée des maternités « amies des bébés » : http://amis-des-bebes.fr

Quels critères prendre en compte pour choisir ma maternité ?

En plus des critères évoqués avant, vous devez aussi réfléchir en termes de trajet... Dans certaines régions de France, les femmes n'ont pas forcément les moyens de choisir et doivent prendre la maternité la plus proche (et pourtant parfois très lointaine) de chez elles. Si vous pouvez choisir dans votre périmètre une maternité située à un maximum de 20 à 30 minutes de trajet, cela semble raisonnable. Vous hésiterez moins à vous rendre à votre suivi ou à passer aux urgences pour un contrôle si quelque chose vous inquiète. En fin de grossesse, le jour de l'accouchement, vous serez heureuse de ne pas avoir à faire trop de trajet, surtout si les contractions deviennent pénibles ou que vous êtes en train de perdre les eaux.

Vous pouvez également jeter un coup d'œil aux classements des maternités établis par certains sites Internet et autres magazines. Ils prennent en compte différents critères qui peuvent vous éclairer comme le taux de césarienne, de péridurale, d'épisiotomie, le nombre de chambres individuelles, la qualité de l'accueil et de l'accompagnement... À vous de voir où vous placez vos priorités et quels sont vos souhaits.

L'AVIS DE la sage-femme
Attention à bien interpréter les chiffres des classements publiés dans la presse : il est normal qu'une maternité de niveau 2 ou 3 ait un taux de césarienne d'environ 20 % puisqu'elle reçoit des grossesses présentant certaines pathologies ; par contre, un taux de 20 % pour une maternité de niveau 1 est trop élevé, de même qu'un taux de 50 % est totalement anormal quel que soit le niveau de la maternité.

Et si je veux accoucher chez moi ?

Si votre grossesse est physiologique et que vos antécédents médicaux ne révèlent rien de particulier, vous pouvez tout à fait accoucher chez vous, théoriquement. Il faudra alors vous armer de courage et de patience, car le choix de l'accouchement à domicile relève souvent plus du chemin de croix que de la promenade de santé. Il faut d'abord trouver une sage-femme libérale à proximité de chez vous qui pratique l'accompagnement global et l'accouchement à domicile. En effet, vous prenez l'entière responsabilité quoi qu'il arrive et les sages-femmes qui accouchent à domicile ne sont pas assurées pour cela. Les complications peuvent arriver même aux derniers moments d'un accouchement et il faut avoir la possibilité de se rendre rapidement dans un hôpital si le vent tourne. Il faut savoir aussi qu'on ne bénéficiera pas de la péridurale si on fait le choix d'accoucher à domicile. L'accouchement à domicile (AAD) est une décision extrêmement importante qui nécessite une longue recherche et une longue réflexion.

> **L'AVIS DE** la sage-femme
>
> En général, ces sages-femmes travaillent en lien avec un « plateau technique » et transfèrent le suivi pendant la grossesse ou dès le début du travail, si la situation médicale le nécessite. Aucune sage-femme ne cherche à prendre de risque avec la santé de sa patiente.

▶ Généralités

Encore quelques questions avant d'aborder le cœur des choses...

J'ai envie de l'annoncer rapidement à toute la terre... Est-ce une bonne idée ? [T1]

Vous êtes enceinte, vous attendiez peut-être cette nouvelle depuis très longtemps et vous avez envie de partager votre joie. Avant de vous lancer dans les grandes annonces, réfléchissez bien. Lors du premier trimestre, le risque de faire une fausse couche est plus élevé (voir page 195), voilà pourquoi on dit souvent qu'il faut attendre la fin du premier trimestre et le passage de la première échographie pour annoncer la bonne nouvelle. Dans certaines familles même, on a peur que cela porte malheur d'annoncer une grossesse trop tôt. Mon conseil est de confier votre joli secret à vos proches (parents, frères, sœurs, meilleurs amis...), ceux à qui vous aurez besoin de vous confier si quelque chose tourne mal (ce que l'on ne vous souhaite évidemment pas). Pour les autres, la surprise sera aussi belle que votre grossesse ait 15 jours ou 3 mois. Seulement voilà, les conseils c'est bien beau, mais il faut aussi faire les choses comme vous le sentez ! C'est à vous et au papa de choisir.

L'AVIS DU psychologue

Attention, au travail, les confidences aux copines de boulot ne sont pas très étanches et vous pouvez vous retrouver dans une situation professionnelle délicate…

J'ai bu beaucoup d'alcool le soir où j'ai conçu mon bébé. Y a-t-il un risque pour lui ?

On sait que grossesse et alcool ne font pas bon ménage, mais le couple alcool-conception est beaucoup plus flou.

L'AVIS DE la gynécologue-obstétricienne

Ne vous inquiétez pas. Les connaissances actuelles ne permettent pas de dire qu'il n'y a aucun risque à boire de l'alcool au moment de la conception. Cependant, si risque il y a, il est minime. Les puristes conseillent d'arrêter l'alcool 3 mois avant le début des essais bébé !

Je suis complètement bouleversée et je pleure tout le temps depuis le test positif, que puis-je faire ?

On commence par respirer un grand coup. On inspire et on expiiiiiiiiiiiire, tranquillement. Vous venez d'apprendre une grande nouvelle, votre vie entière va être chamboulée dans les mois à venir et même si vous attendiez ce test positif avec envie et impatience, ce mélange d'émotions vous bouleverse et ça se comprend. Parlez-en avec le papa, il va vous épauler (certains diront « supporter ») pendant ces 9 prochains mois et va vous accompagner durant cette fabuleuse aventure.

L'AVIS DE la psychologue

Soudain ça y est, ce qui n'était qu'un désir, une possibilité devient une réalité : un bébé bien réel sera là dans moins de 9 mois ! Cette inscription dans la réalité du désir d'enfant provoque un bouleversement émotionnel, un mélange de joie et de panique : comment cela va-t-il se passer ? est-ce que je serai à la hauteur ? etc. Il y a heureusement 9 mois pour s'y préparer et, si c'est une expérience intime, elle est aussi étayée par l'entourage familial et professionnel.

➔ Que penser des forums Internet de futures mamans ?

Internet, c'est un peu la boîte de Pandore... On l'ouvre et on ne sait pas vraiment sur quoi on va tomber. De nombreux site Internet (www.aufeminin.com, www.doctissimo.fr ou encore www.magic-maman.com) proposent aux futures mamans des espaces pour qu'elles puissent discuter entre elles de leurs grossesses. Sitôt enceintes, les futures mamans se répartissent selon le mois prévu de leur accouchement. Cela donne le forum des mamans de janvier, les juillettes, les marsounettes et autres muguettes (pour le mois de mai)... Autant vous prévenir, si vous n'avez jamais fréquenté les forums, vous entrez dans un monde un peu à part... Après inscription, on vous demande de vous présenter et ensuite, tout va très vite et cela peut devenir très addictif. Une question ? Une angoisse ? Un symptôme ? Hop, vous postez un message et vous avez une réponse (pas forcément celle que vous attendez) d'une de vos copines de grossesse. Le fait d'être regroupées par mois permet aux femmes de comparer les symptômes et de vivre les choses à peu près en même temps. Les forums ont pour cela un côté rassurant. Les amitiés se tissent et on devient vite le binôme de quelqu'un... Ce côté communautaire est très sympathique surtout si l'on s'ennuie un peu à la maison les derniers jours. D'ailleurs, il n'est pas rare de voir des forumeuses se rencontrer en vrai pendant ou après leur grossesse.

Le « côté obscur » des forums, c'est que justement parfois, on parle trop et souvent sans savoir. Aux questions médicales notamment, on lit des réponses comme « j'ai trouvé ça sur Internet, ça ressemble à ce que tu décris », et cela peut devenir dangereux... Si une des futures mamans du groupe a un souci de santé, cela peut devenir anxiogène et engendrer des inquiétudes qui n'auraient peut-être pas eu de prise autrement chez les autres. Le problème aussi est, que comme dans la « vraie vie », certaines sont alarmistes ou un peu trop brutes. Il faut donc consulter ces forums avec un peu de recul pour ne pas se couper de la vie « réelle ».

L'AVIS DE la psychologue

Pourquoi pas, mais les forums ne doivent en aucun cas effectivement remplacer un avis médical ou familial/amical réel.

➜ Le dico des forums de mamans

+ = avoir un + signifie avoir un test de grossesse positif

BB = bébé. En général, on précise BB1, BB2, BB3…

Binôme = désigne la personne dont vous êtes l'interlocutrice privilégiée. Par exemple, il est de bon ton d'envoyer un SMS à son binôme quand on part à la maternité pour accoucher. De même, cette personne vous préviendra s'il se passe quelque chose pour elle afin que vous relayiez l'information sur le forum.

BM = belle-mère ou bouchon muqueux (à vous de deviner selon le contexte !).

Jujus = jumeaux.

FC = fausse couche.

Gygy = gynécologue

Pds = prise de sang.

Post = un message posté sur le forum.

Rdc = retour de couches.

Réglette = petite image d'un curseur qui avance au fil du temps et vous permet de montrer à tout le monde l'évolution de votre grossesse.

Up = permet de faire remonter un post sur lequel on veut avoir une réponse.

Zhom = L'homme, le futur papa.

À savoir également que l'orthographe et la grammaire sont des notions souvent inconnues sur les forums !

→ Notes

acte 2

Les maux de la grossesse

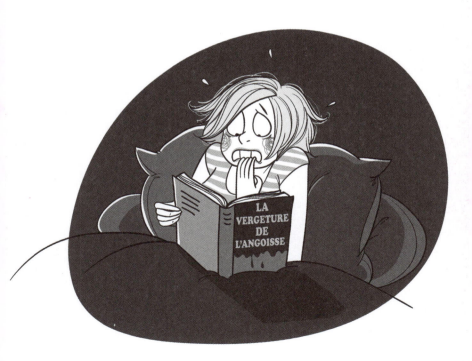

Ouverture

La grossesse est une merveilleuse aventure, mais malheureusement – nous devons vous l'avouer – vous n'échapperez certainement pas à divers petits maux qui peuvent aller de « un peu agaçants » à « complètement insupportables » sur l'échelle de Richter de la grossesse. Ces désagréments ont presque tous une solution. Au minimum, vous pourrez les mettre en sourdine ou les calmer temporairement. Le mot d'ordre étant de ne pas laisser traîner une douleur ou une gêne, et de se reposer au maximum quand la fatigue se fait sentir. Eh oui, au travers de ces bobos, votre corps vous parle et vous lance ce signal : ménagez-vous et prenez soin de vous et surtout, ne vous contentez pas de souffrir en silence, parlez-en avec votre médecin ou votre sage-femme lors des consultations mensuelles, ils sont là pour vous écouter et pour vous aider à trouver la solution adaptée à votre cas.

▶ La tête

J'ai une poussée de boutons sur le visage, est-ce à cause des hormones ? T1

Au premier trimestre, la peau est plus grasse et peut prendre une tendance acnéique en raison des fortes poussées hormonales. Cachez votre joie. Les boutons se situent généralement sur le visage, mais peuvent venir coloniser le dos également. Les traitements antibiotiques par voie orale sont interdits, mais vous pouvez éventuellement traiter votre peau au niveau local en prenant l'avis de votre médecin et en respectant quelques règles basiques : lavez-vous le visage matin et soir au savon doux surgras, ne forcez pas sur le fond de teint et ne tripotez pas vos boutons (au risque de vous retrouver avec des cicatrices indélébiles). En général, les boutons disparaissent au début du deuxième trimestre.

Attendre une fille donne-t-il plus de boutons ?

Cela fait partie des « on-dit » sur la grossesse, mais il n'y a aucune preuve de cette différence que vous attendiez une fille ou un garçon... D'ailleurs vous pouvez avoir des boutons lors d'une grossesse, et aucun lors de la grossesse suivante. Magie et mystère du corps humain...

Qu'est-ce que le masque de grossesse ? T2

Il s'agit d'un ensemble de taches pigmentaires, c'est-à-dire que votre peau change de couleur et brunit à certains endroits, le plus souvent sur le front, les pommettes, le nez, le menton et le tour de la bouche. Il peut apparaître au deuxième trimestre. Ce sont les hormones qui, là aussi, sont responsables ; les expositions au soleil accentuent le masque de grossesse. Les femmes brunes ont un risque accru de développer un masque de grossesse. Nous vous recommandons de bien vous protéger du soleil et d'utiliser un écran total à indice élevé, tout particulièrement si vous effectuez un séjour en bord de mer ou en montagne.

L'AVIS DE la gynécologue-obstétricienne

La pigmentation de la peau est accentuée pendant la grossesse du fait de la production d'une hormone (mélanotrope). C'est ainsi que se colorent de façon plus importante le mamelon, l'aréole, la région vulvaire et péri-anale et la ligne médiane qui va du pubis à l'ombilic. De la même manière, le fameux masque de grossesse est dû à une hyperpigmentation dite en aile de papillon sur le visage. En cas de persistance disgracieuse après l'accouchement, n'hésitez pas à consulter un dermatologue pour une prise en charge adaptée.

Je me suis réveillée le visage gonflé, est-ce alarmant ? T2 T3

Rendez-vous en urgence à l'hôpital pour un contrôle, il peut s'agir d'un symptôme de pré-éclampsie (hypertension).

L'AVIS DE la gynécologue-obstétricienne

On « gonfle » pendant la grossesse, c'est bien connu. Ce qui doit vous alarmer c'est que vos proches vous trouvent très gonflée surtout au niveau du visage et des paupières (« visage bouffi ») quasiment du jour au lendemain. Ce symptôme quand il est isolé est rarement en rapport avec un problème grave, il est néanmoins le plus souvent associé à d'autres symptômes. Si vous avez en même temps, l'un des signes suivants : maux de tête, bourdonnements d'oreilles, « mouches » devant les yeux, gonflements importants des mains et des pieds… OUI : il faut absolument consulter. Le médecin ou la sage-femme vérifieront par un examen clinique simple, une analyse d'urine et parfois une prise de sang qu'il ne s'agit pas d'une pré-éclampsie (voir page 58).

J'ai des mouches qui passent devant les yeux, dois-je consulter ? T2 T3

Oui, tout comme le visage gonflé, il peut s'agir d'un symptôme de pré-éclampsie (hypertension), rendez-vous tout de suite à l'hôpital pour un contrôle de vos constantes.

> **L'AVIS DE** la gynécologue-obstétricienne
>
> Plus vous avez de symptômes associés, plus il s'agit d'un motif de consultation en urgence. Les femmes qui ont des migraines sauront reconnaître la crise migraineuse qui s'annonce, mais en cas de doute, une consultation s'impose.

J'ai des maux de tête récurrents, comment les soulager ?

Vous pouvez prendre du paracétamol (voir trousse à pharmacie page 230), mais surtout pas d'aspirine ou d'anti-inflammatoires. Si ces maux de tête sont très violents ou très fréquents, consultez rapidement. Vous pouvez passer à la pharmacie pour une prise de tension afin de vérifier que vous ne faites pas d'hypertension artérielle.

J'ai une rhinite qui ne me lâche pas, comment me soulager ?

Chez certaines femmes, les hormones de la grossesse entraînent un œdème de muqueuse nasale. Il faut alors éviter les atmosphères sèches, notamment dans la chambre à coucher. Commencez par installer une coupelle d'eau sur le radiateur (sauf sur les radiateurs électriques) ou installez éventuellement un humidificateur d'air. Pour faciliter votre sommeil et votre respiration, surélevez votre buste avec un oreiller.

> **L'AVIS DE** la sage-femme
>
> Pour décongestionner le nez et les sinus, certains ORL recommandent les lavages de nez à l'eau salée.

> **L'AVIS DE** la gynécologue-obstétricienne
>
> Il faut éviter tout autre décongestionnant que ce soit par voie générale ou par voie locale nasale. La plupart sont à base de vasoconstricteurs et l'absorption nasale de ces agents est suffisamment significative pour qu'il y ait passage entre la maman et le fœtus. Ils sont donc contre-indiqués. Seul le médecin peut être amené à prescrire un tel traitement dans certains cas particuliers.

Je saigne du nez, que faire ?

Les saignements sont également dus à l'œdème de la muqueuse nasale et à l'augmentation de la pression sanguine. Évitez les mouvements trop brusques. Lorsque vous saignez du nez, asseyez-vous, penchez la tête vers l'avant, mouchez-vous doucement pour évacuer les caillots et pincez la narine avec vos doigts pour faire cesser les saignements. Si cela vous arrive souvent, munissez-vous de mèches coagulantes disponibles en pharmacie. Signalez-le lors de votre prochaine consultation.

▶ La bouche

J'ai l'impression d'avoir trop de salive, je me fais des idées ? T1

Non, cela peut arriver au début de grossesse et continuer jusqu'à l'accouchement, vous sécrétez alors abondamment de la salive (jusqu'à 2 litres par jour). Cela s'appelle le ptyalisme. Il n'y a malheureusement pas de traitement pour les femmes enceintes. Évitez de consommer des aliments riches en amidon qui favorisent l'hypersalivation (blé, pomme de terre, riz, etc.).

> **L'AVIS DE** la sage-femme
>
> Certaines femmes ressentent une réelle amélioration avec l'homéopathie.

J'ai les gencives qui saignent, c'est normal ? T2 T3

Avec les hormones qui favorisent l'accumulation de la plaque bactérienne et la pression artérielle augmentée, vos gencives sont fragilisées et saignent au moindre accroc, notamment au passage de la brosse à dents. Vos gencives peuvent se décoller, c'est assez impressionnant. Il s'agit de la gingivite gravidique, mais ne vous inquiétez pas, tout s'arrangera après l'accouchement. En attendant, des mèches coagulantes peuvent vous venir en aide pour stopper les saignements. Il est important de prendre grand soin de vos gencives pour éviter la surinfection et plus généralement d'avoir une hygiène buccale irréprochable pendant toute la grossesse. Des recherches ont établi un lien entre la gingivite chez les femmes enceintes et l'augmentation du risque d'accouchement prématuré. Les chercheurs pensent que les bactéries présentes dans les gencives infectées augmentent le niveau de prostaglandine et entraînent un travail prématuré.

L'AVIS DU chirurgien-dentiste

Nous vous conseillons l'utilisation d'une brosse à dents douce couplée avec des bains de bouche deux fois par jour. Brossez-vous les dents après chaque collation et utilisez modérément le fil dentaire pour ne pas blesser plus vos gencives sensibilisées. Les saignements ne doivent pas limiter le brossage même si vous saignez plus à ce moment-là.

On dit qu'une grossesse coûte une dent, c'est vrai ?

C'est un vieux dicton qui ne se vérifie plus. Prenez rendez-vous en début de grossesse avec votre chirurgien-dentiste pour établir un état des lieux et lui demander des conseils d'hygiène.

L'AVIS DU chirurgien-dentiste

Une grossesse ne vous coûtera certainement pas une dent si vous avez une alimentation équilibrée et une hygiène dentaire correcte, rassurez-vous !

J'ai mauvaise haleine, comment y remédier ?

La mauvaise haleine est un des petits maux assez gênants de la grossesse. Elle peut être due à vos dérangements et autres reflux gastriques, mais également à une accumulation de plaque dentaire qui entraîne une gingivite. Signalez cette mauvaise haleine à votre médecin, car il est important de trouver son origine.

L'AVIS DU chirurgien-dentiste

Vous pouvez vous rafraîchir l'haleine avec des bains de bouche et surveillez votre hygiène dentaire pour éviter la multiplication de la plaque. Si votre mauvaise haleine provient de reflux gastriques, les bains de bouche ne vous apporteront une amélioration que temporaire ; mais un traitement pourra l'améliorer, parlez-en à votre médecin ou à votre sage-femme.

▶ La poitrine

J'ai mal aux seins, c'est normal ? T1

Rien de plus classique ! Les glandes mammaires se développent pour préparer l'allaitement. L'imprégnation hormonale entraîne des modifications : les seins gonflent et s'alourdissent entraînant une sensation de pesanteur et des tiraillements de la peau. Ces douleurs s'estompent en général à la fin du premier trimestre.

Comment soulager ces douleurs aux seins ?

Votre meilleur allié sera un soutien-gorge à votre taille. Même si cela vous étonne, n'hésitez pas à passer aux grands bonnets (on peut passer du B au E ou au F sans que cela ne soit exceptionnel). Les armatures peuvent être inconfortables et faites attention aux coutures qui peuvent irriter vos tétons déjà sensibles. Vous pouvez également essayer de porter une brassière type brassière de sport qui soulage la pesanteur grâce à ses larges bretelles et ses élastiques plats. Gardez votre soutien-gorge la nuit si les douleurs sont importantes.

J'ai du liquide qui s'écoule de mes seins, c'est quoi ? T2 T3

Votre corps se met en route pour allaiter ! Au milieu de votre grossesse du liquide peut s'écouler de vos seins. Vous pouvez également retrouver des croûtes jaunes ou blanches séchées dans votre soutien-gorge, il s'agit de la même chose.

> **L'AVIS DE** la consultante en lactation
>
> Du colostrum s'écoule parfois dès la 16ᵉ semaine de grossesse, puis ne s'écoule plus ou continue.
>
> Cela ne présage en aucun cas de la lactation future et c'est tout à fait normal, le tissu mammaire s'est déjà développé en vue de la lactation. À ce stade, les veines sont souvent très apparentes car la peau s'est affinée tandis que le volume de la poitrine s'est accentué. C'est le moment de mettre des décolletés plongeants, avec ou sans coussinets de protection…

L'AVIS DE la gynécologue obstétricienne

Si un seul de vos seins coule, indiquez-le à votre sage-femme ou à votre médecin pour un examen approfondi.

▶ Le ventre et le système digestif

À quoi sont dues les nausées ? 🎧

Environ 75 % des femmes sont touchées par les nausées durant leur grossesse. Les nausées sont plus fréquentes le matin, elles sont souvent déclenchées par des odeurs qui entraînent un dégoût. Elles peuvent être associées à des remontées acides et aller jusqu'au vomissement. Le fait d'être enceinte pour la première fois (primipare) et le fait d'être anxieuse semblent être des éléments favorisants. Elles peuvent survenir très vite, seulement un ou deux jours après le retard de règles. En général, les nausées arrivent en moyenne vers 6 SA. On pense qu'elles sont liées à l'imprégnation hormonale du début de grossesse, mais ce sont des symptômes assez méconnus. L'afflux massif d'hormones entraîne une baisse de l'activité au niveau des intestins et de la vidange gastrique, une sorte de fainéantise du transit. Lors des grossesses multiples, les nausées sont décuplées car l'afflux d'hormones est encore plus massif.

Comment diminuer mes nausées ? 🎧

Vous pouvez tenter plusieurs petites choses. Il vous faut déjà du repos. Ensuite, évitez de manger épicé et gras, évitez les odeurs qui suscitent les nausées, fractionnez les repas en 5 (un repas toutes les 2-3 heures), buvez en petite quantité, et ne vous allongez pas juste après les repas, mieux vaut attendre d'avoir bien digéré. Vous pouvez prendre certains médicaments, qui agissent contre les nausées et les vomissements (voir trousse à pharmacie page 230).

L'AVIS DE la sage-femme

Le gingembre et l'acupuncture font partie des méthodes recommandées par la HAS (Haute Autorité de Santé, avril 2005) pour les nausées et vomissements.

En cas de vomissements, il faut faire attention à la déshydratation et à la perte de poids et boire régulièrement en petite quantité. Si vous perdez plus de 3 ou 4 kg, il faut aller consulter rapidement et ne pas vous laisser dépérir.

L'AVIS DE la gynécologue obstétricienne

Les vomissements gravidiques graves sont assez rares. Cependant, consultez en urgence si vous êtes trop fatiguée, si vous perdez du poids, ou si vous êtes intolérante totale même aux liquides. Un bilan sanguin s'impose alors. L'hospitalisation est parfois nécessaire. Tenez bon : cela s'arrête au 2e trimestre !

L'AVIS DU chirurgien-dentiste

On conseille à la patiente de se rincer la bouche avec de l'eau ou un bain de bouche au bicarbonate ou au fluor, après les vomissements, afin de permettre une remontée du pH buccal. En revanche, il est déconseillé de se brosser les dents immédiatement après les vomissements, l'acidité gastrique couplée à l'effet mécanique du brossage fragilise trop l'émail dentaire. Un délai d'au moins une heure est recommandé entre le vomissement et le brossage.

J'ai faim tout le temps, comment faire ?

Aïe, bien souvent, les nausées et le reflux ne laissent pas de répit et les brûlures d'estomac ne s'apaisent qu'une fois que ce dernier est un peu plein...

L'AVIS DU chirurgien-dentiste

Pensez aussi à vos dents ! Les prises alimentaires sucrées fréquentes favorisent le risque de caries. Si le risque carieux est jugé élevé, votre dentiste renforcera vos mesures d'hygiène bucco-dentaire et aura recours à une prescription de fluorures topiques.

Les remontées acides me gâchent la vie. Comment y remédier ?

Aussi appelé pyrosis, le reflux gastro-œsophagien touche 80 % des femmes enceintes ! Évitez soigneusement tout ce qui est épicé et acide comme le jus d'orange par exemple, les plats en sauce, le café, le thé, les boissons gazeuses… Ne vous allongez pas juste après les repas et si vous souhaitez vous reposer, installez-vous le buste rehaussé par des coussins. Vous pouvez utiliser différents pansements gastriques pour vous soulager (voir page 230, la trousse à pharmacie).

Parfois une toux persistante peut être le signe d'un reflux, sans forcément de sensation d'acidité.

J'ai mal au ventre, faut-il consulter ?

Les maux de ventre sont courants durant la grossesse, dites-vous bien que tout est en train de bouger dans votre ventre. Votre utérus grossit quasiment à vue d'œil, vos ligaments doivent s'étirer pour suivre l'utérus qui grandit et grossit. Les muscles abdominaux appelés « grands droits » s'écartent – plus ou moins – pour faire de la place à l'utérus. Essayez d'identifier les raisons de votre douleur. Si vous avez mal brièvement et que votre ventre se durcit, c'est une contraction (voir page 45, comment reconnaître une contraction ?). Si cela vous tire dans le ventre, ce sont les ligaments qui s'étirent et changent de place, poussés par votre utérus qui va passer de la taille d'une fraise à celle d'une pastèque en l'espace de seulement 9 mois… La constipation (voir page 44) peut également donner des maux de ventre. Au premier trimestre, vous pouvez ressentir des douleurs comme lors de vos règles sans que cela soit nécessaire de consulter. Le repos allongé est bien souvent le meilleur remède aux maux de ventre, mais vous pouvez soulager votre douleur si elle dure trop longtemps (voir page 230, la trousse à pharmacie).

Un mal de ventre n'est pas toujours un motif de consultation immédiate. Vous devez cependant le signaler lors de votre prochaine visite. Si ces maux de ventre sont très violents en revanche, n'hésitez pas à aller consulter, en particulier s'ils sont associés à d'autres symptômes.

> **L'AVIS DE** la gynécologue-obstétricienne
>
> Les douleurs ligamentaires sont parfois calmées par une cure de magnésium. Pensez à boire de l'Hépar® par exemple. Votre médecin ou votre sage-femme prescrira éventuellement une cure de magnésium au 2e trimestre.

Je suis constipée, comment faciliter mon transit ?

Si vous aviez déjà un problème de transit, vous avez de grandes chances de voir votre constipation s'aggraver. La première chose à faire est d'adapter votre alimentation. Mangez des pruneaux (3 ou 4 le matin pas plus car ils sont rapidement irritants pour la muqueuse intestinal), consommez des aliments riches en fibres (pâtes et pains complets, céréales, etc.), augmentez votre consommation d'eau et buvez 2 ou 3 verres d'eau riche en magnésium, consommez un jus de fruit froid (le froid va stimuler vos intestins)… Attention, ne prenez aucun laxatif sans avis médical et surtout, signalez votre problème lors de vos consultations. Il s'agit d'un trouble classique dont il ne faut pas avoir honte, le corps médical est là pour vous aider à le résoudre. Ne négligez pas la constipation, elle peut entraîner d'autres maux assez désagréables comme les hémorroïdes.

L'AVIS DE la sage-femme

Pour préserver votre périnée, il est conseillé de lutter contre la constipation plutôt que de « forcer » à chaque fois que vous allez aux toilettes. Votre médecin ou sage-femme peut vous prescrire un laxatif doux, compatible avec la grossesse.

L'AVIS DU médecin-ostéopathe

Il n'est pas inutile de consulter un ostéopathe en cas de constipation, il vérifiera et libérera le cas échéant la présence d'adhérences péritonéales ou de lésions viscérales, voire un dérangement vertébral, qui modifieraient la pression abdominale provoquant une constipation opiniâtre.

Je rote énormément et j'ai des gaz, pourquoi ?

Amies de la poésie, bonjour… La progestérone produite par votre corps ramollit vos muscles et ralentit donc votre système digestif. Ce ralentissement vous fait vous sentir ballonnée et provoque flatulences et autres rots. Pour éviter d'aggraver le « feu d'artifice », limitez votre consommation d'eau pendant les repas (et buvez plus entre), évitez l'eau gazeuse, mangez à table dans une ambiance calme en position assise en vous tenant bien droite, ne portez pas de vêtements qui vous serrent à la taille et ne mâchez pas de chewing-gum. Oui, tout ça…

▶ L'utérus et les parties intimes

J'ai perdu du sang, dois-je m'inquiéter ?
De petites pertes de couleur marron ne doivent pas vous alarmer. S'il s'agit bien de sang, il faut trouver son origine. Vérifiez qu'il ne s'agit pas d'une fissure anale ou d'un saignement de la vulve en tamponnant ces zones avec un morceau de papier toilette. Si le sang semble provenir de l'intérieur, il est important de consulter dans les heures qui suivent quel que soit le terme de la grossesse afin de déterminer ce qu'il se passe. Ne vous inquiétez cependant pas avant le verdict du médecin, les saignements sont parfois le signe d'une infection facilement traitable ou des souvenirs de règles lors du premier trimestre.

Comment reconnaître une contraction ?
Votre utérus est un muscle creux et lisse qui peut se contracter. La grossesse fait travailler votre utérus et entraîne des contractions, il faut également que votre corps s'entraîne avant l'accouchement. La plupart du temps, elles ne sont pas douloureuses et peuvent même passer inaperçues, ce sont des contractions d'entraînement. Votre ventre se durcit pendant un temps qui peut varier d'une vingtaine de secondes à 1 minute (ou même plus) et il prend une forme inhabituelle. Pour reconnaître une contraction, allongez-vous, détendez-vous et palpez l'utérus avec le plat de la main, à droite puis à gauche, comme si on testait le « moelleux » d'un matelas : si c'est souple et élastique, il n'y a pas de contraction ; si c'est tout dur des 2 côtés, bingo, c'est bien une contraction. Les contractions qui marquent le début du travail vont aller crescendo dans leur durée, leur intensité et au niveau des douleurs provoquées. Elles sont plus longues et durent 1 minute à 1 minute 30. La douleur ressemble aux maux de ventre ressentis parfois durant les règles (d'ailleurs pendant les règles, c'est l'utérus qui se contracte pour pousser le sang des menstruations vers la sortie). Certaines femmes vont très bien supporter la douleur des contractions utiles alors qu'elles seront insupportables pour d'autres. Nous ne sommes pas toutes égales face à la douleur. À noter que les douleurs peuvent également se faire ressentir dans le dos.

L'AVIS DE la gynécologue-obstétricienne
On peut ressentir des contractions dès le 2e trimestre de grossesse. Ces contractions, dites de Braxton-Hicks, sont souvent traitées de « fausses » contractions, elles sont irrégulières, imprévisibles et cessent souvent spontanément.

Je ressens de nombreuses contractions, faut-il s'alarmer ?
Les contractions peuvent avoir une incidence et modifier votre col de l'utérus. Il est important de signaler vos contractions en consultation et de pouvoir estimer leur fréquence journalière si elles sont nombreuses. Votre médecin ou votre sage-femme pourra alors décider de vous mettre au repos et de vous faire un arrêt de travail si cela est jugé nécessaire. Respectez bien le repos que l'on vous demande.

L'AVIS DE la sage-femme
Normalement, si on a moins de 10 contractions (« ventre dur ») par jour et qu'elles se calment dès qu'on s'allonge au repos, sur le côté gauche, c'est plutôt rassurant. Le repos allongé, au calme, est le premier traitement des contractions de la grossesse.

L'AVIS DE la gynécologue-obstétricienne
Ce qui doit inquiéter, surtout si on n'est pas à terme, c'est la fréquence et la régularité de celles-ci. Lorsqu'on se dit « tiens, mais ça fait au moins la 4e ! », on se pose, on se détend, on prend du Spasfon, un bain, un livre et on attend. Si les contractions ne passent pas malgré les mesures prises ou si vous avez en plus des pertes anormales, de violentes douleurs : direction l'hôpital. Au cours de la grossesse, les contractions sont heureusement, la plupart du temps, passagères. N'hésitez pas à signaler ces épisodes s'ils se répètent un peu trop.

J'ai tout le temps envie de faire pipi, ça va bientôt s'arrêter ?

Si au début de la grossesse, les envies pressantes et multiples de faire pipi sont dues aux hormones, elles sont ensuite le résultat du manque de place flagrant qui s'instaure dans votre ventre. Souvent, le bébé a la bonne idée d'appuyer largement sur la vessie et réduit donc sa capacité… Vous aurez donc souvent envie d'uriner toutes les heures, mais ne buvez pas moins pour autant. Vous pouvez aussi avoir du mal à vous retenir et souffrir d'incontinence.

> **L'AVIS DE** la sage-femme
>
> Si les fuites sont importantes (besoin de changer de garniture plusieurs fois par jour), il est possible de faire des séances de rééducation périnéale – uniquement en méthode manuelle, car l'électrostimulation est contre-indiquée pendant la grossesse – afin d'éviter que le périnée ne s'affaiblisse davantage au fur et à mesure de la grossesse. Cette possibilité est souvent peu, voire pas connue, même certains médecins répondent alors « vous vous occuperez de ça avec la rééducation après l'accouchement ». C'est dommage et cela vaut peut-être le coup d'insister un peu pour avoir une ordonnance de prescription de séances de rééducation si on se sent très invalidée.

J'ai des pertes blanches, est-ce classique ?

Oui. Les hormones (encore et toujours elles) peuvent entraîner une stimulation des glandes du col et du vagin et donc une perte de substance claire et visqueuse. N'essayez pas de limiter ces pertes en vous lavant plus, vous risqueriez de perturber votre flore vaginale et d'ouvrir la porte aux infections. En revanche, si ces pertes s'accompagnent d'une odeur nauséabonde, de démangeaisons ou de brûlures, il peut alors s'agir d'une mycose ou d'un parasite. Même chose si les pertes sont brunâtres, jaunâtres ou verdâtres. Consultez alors rapidement, on vous prescrira un prélèvement vaginal afin d'identifier et de soigner la cause. Il est important de soigner ces affections bénignes au plus vite, car elles peuvent entraîner des accouchements prématurés ou des infections néonatales.

L'AVIS DE la gynécologue-obstétricienne

Les mycoses sont plus fréquentes pendant la grossesse, car les changements hormonaux perturbent la flore bactérienne vaginale naturelle en modifiant notamment le pH. Quand cette flore est déréglée, les levures (responsables des mycoses) n'ont plus de frein à leur développement.

On les traite la plupart du temps, comme en dehors de la grossesse, avec des ovules. Si les récidives sont trop importantes, on peut traiter le compagnon avec une crème à appliquer sur le bout du gland.

L'AVIS DE la sage-femme

Recommandations en cas de tendance aux mycoses : portez des sous-vêtements en coton, pas trop serrés, pas de douches vaginales (qui perturbent la flore), lavage intime avec un savon neutre type savon d'Alep, etc.

Je souffre de sécheresse vaginale. Comment y remédier pour que les rapports sexuels ne me fassent pas mal ? T1

La sécheresse vaginale intervient surtout en début de grossesse pour s'estomper au fil du temps. N'hésitez pas à utiliser un gel lubrifiant à base d'eau (disponible en pharmacie, parapharmacie ou supermarché) et à faire durer les préliminaires un peu plus longtemps.

Je n'ai jamais eu d'hémorroïdes avant la grossesse, ça ressemble à quoi ? T2 T3

Les veines qui entourent votre anus, votre rectum, votre vulve et votre périnée gonflent sous l'effet d'un mauvais retour veineux. Vous pouvez constater des petits saignements, sentir des boules qui se forment au niveau de l'anus ou de la vulve, ressentir une douleur au moment de la défécation, ou lorsque vous êtes assise ou que vous marchez. Adaptez votre alimentation pour vous faciliter le transit (voir page 44). Signalez-le lors de votre prochaine consultation.

L'AVIS DE la sage-femme

En médecine douce, on peut traiter par phytothérapie (marron d'Inde), homéopathie, ostéopathie gynécologique et aussi avec certaines postures de yoga (1/2 pont et toutes les postures « inversées ») qui améliorent le drainage veineux du petit bassin.

L'AVIS DE la gynécologue-obstétricienne

Le meilleur traitement est là encore préventif par la lutte contre la constipation. En cas de véritable crise hémorroïdaire, la douleur est parfois telle qu'une consultation en urgence s'impose. On traite alors la douleur par voie générale et locale, et on donne un traitement afin de faciliter le transit. On peut soulager la douleur par des crèmes anesthésiantes locales, éviter la position assise prolongée et les efforts de poussée aux toilettes.

J'ai une sensation d'humidité constante dans la culotte, que dois-je faire ?

Si le liquide que vous perdez ne ressemble pas à des pertes blanches visqueuses, mais bien à de l'eau, rendez-vous aux urgences de votre maternité afin de vérifier avec une petite bandelette s'il s'agit de liquide amniotique ou non.

Je crois que la poche des eaux est fissurée et je perds du liquide, faut-il partir à l'hôpital ?

Oui, consultez rapidement, car l'univers de votre bébé n'est plus stérile.

L'AVIS DE la sage-femme

Le risque infectieux n'est réel qu'à partir de 12 h d'ouverture de la poche des eaux, donc arriver en 2 heures est un bon délai qui permet de faire les tests et éventuelles analyses complémentaires.

▶ Le squelette, les ligaments, les muscles

J'ai des crampes terribles, surtout la nuit, que faire ? T2 T3

Elles peuvent dénoter une petite carence en vitamine B ou en magnésium, signalez-le lors de votre prochaine consultation : on pourra vous prescrire une supplémentation. Massez la zone douloureuse en profondeur pour la réchauffer et étirez bien le muscle. Un remède de grand-mère préconise de placer un pain de savon de Marseille au bout du lit pour canaliser l'électricité statique qui favoriserait les crampes la nuit. Pourquoi pas ? Et pour une crampe au mollet, posez le pied à plat sur une surface fraîche : sol, mur, en étirant bien le mollet. Pensez à bien boire avant de vous coucher (tant pis pour le réveil « pipi » du coup).

Je me sens de plus en plus cambrée, comment lutter contre cette posture ?

Votre poids se répartit de manière complètement différente. Votre colonne vertébrale s'adapte pour porter au mieux cette charge. Cependant la position cambrée peut entraîner des désagréments.

> **L'AVIS DE** la sage-femme
>
> La ceinture de maintien du bassin type Physiomat® permet de garder facilement la position de « bascule du bassin » en restant debout ou en marchant. Par ricochet, elle fait remonter un peu l'utérus (qui appuie alors moins sur la vessie) et le dos se retrouve moins cambré. Cette ceinture est encore très utile après l'accouchement, tant que les ligaments qui soutiennent l'utérus sont encore très distendus (environ 1 mois). Le yoga peut vous aider en travaillant sur le statique et la bascule du bassin.
>
> **L'AVIS DU** médecin-ostéopathe
>
> Tout au long de la grossesse, votre posture va se modifier pour s'adapter d'une part à la prise de poids, d'autre part à la nouvelle volumétrie de ce ventre qui enfle pour accueillir ce bébé qui se développe, l'abdomen tire vers l'avant et votre

rachis lombaire se cambre pour vous éviter de chuter. En même temps, vous élargissez votre polygone de sustentation (c'est la surface délimitée par vos pieds sur le sol) et pour ce faire, vous allez (inconsciemment) écarter les membres inférieurs et les tourner vers l'extérieur ; c'est tout cela qui vous donne cette démarche si caractéristique de « pingouin » au 3e trimestre !

Normalement elle ne devrait pas être douloureuse, si elle le devient c'est que votre corps n'arrive pas à s'adapter, il y a donc quelque part une restriction, dès lors c'est le rôle de votre ostéopathe de mettre en évidence la lésion restrictive, de la corriger (si faire se peut !) et de vous donner des exercices spécifiques qui vous permettront de vous adapter et donc de « subir » confortablement cette nouvelle cambrure. Très souvent l'ostéopathe demandera l'assistance d'un podologue pour mettre en place des semelles orthopédiques spécifiques (à ne pas garder après l'accouchement !).

N'hésitez pas à consulter si cette augmentation de cambrure devient douloureuse, elle pourrait être responsable de lombalgies, de vergetures, de troubles de la circulation sanguine, augmenter le risque d'infections urinaires, le risque de prématurité et distendre votre périnée.

Comment soulager mes maux de dos ? T2 T3

Plusieurs facteurs jouent dont le relâchement ligamentaire et la prise de poids. La première chose pour améliorer votre situation est de prendre des attitudes posturales correctes, c'est-à-dire de vous tenir bien. Pour cela, vous pouvez demander l'intervention d'un ostéopathe ou d'un kinésithérapeute. Si besoin, on vous prescrira le port d'une ceinture lombaire ou ceinture de maintien du bassin.

> **L'AVIS DU** médecin-ostéopathe
>
> De l'avis général plus d'une femme sur deux (53 % dans une étude personnelle) souffre de lombalgies au cours de la grossesse. Très fréquemment, elles apparaissent au milieu du 4e mois pour s'aggraver progressivement jusqu'à l'accouchement et

elles ne disparaissent pas toujours après (toujours dans cette étude, la disparition ne survenait que dans 1 cas sur 3 !). Dans la majorité des cas, les lombalgies existaient déjà de façon intermittente avant la grossesse.

On doit différencier :
- les dorsalgies (douleurs souvent localisées entre les omoplates) peu fréquentes mais souvent de traitement délicat,
- les lombalgies (douleurs en région lombaire) souvent liées à la prise de poids, à la cambrure, et à l'affaissement abdominal ; dans ce cas il faudra se méfier d'une pathologie discale qui pourrait rendre une manipulation dangereuse,
- et les pygalgies (fausses sciatiques s'arrêtant dans la fesse) qui sont souvent le fait de lésions sacro-iliaques (au niveau du bassin). Ces pygalgies sont le motif principal de consultation d'une femme enceinte chez l'ostéopathe, d'une part au 2e trimestre du fait de l'importance de la douleur et du retentissement sur la mobilité (difficultés à se tourner dans le lit, à se mobiliser, à se déplacer aux rendez-vous de surveillance obstétricale ou de préparation à l'accouchement), d'autre part en fin de grossesse parce qu'une restriction de mobilité sacro-iliaque pourrait bien empêcher ce bassin de s'ouvrir pour laisser passer bébé lors de l'accouchement.

Seul un professionnel (médecin, sage-femme, kinésithérapeute ou ostéopathe) peut vous montrer des attitudes ou bien des exercices qui permettront de soulager VOTRE douleur !

J'ai le bassin et la zone pelvienne qui me font souffrir, c'est normal ? T3

Pendant toute la grossesse, votre bassin va travailler et se préparer pour l'accouchement. Vers la fin de votre grossesse, ce travail s'accélère encore, notamment avec la pression de la tête du bébé vers le bas. Votre bassin peut craquer, la zone pelvienne peut être douloureuse de manière permanente ou soudainement. La marche peut vous faire souffrir, modérer vos activités si ces douleurs sont trop fréquentes.

L'AVIS DE la sage-femme

Là aussi la ceinture type Physiomat® soulage énormément. La cure de magnésium est aussi parfois spectaculaire, mais pas toujours, malheureusement.

L'AVIS DU médecin-ostéopathe

La douleur est un symptôme, ce n'est jamais normal, c'est un signal, l'expression d'un mal-être, d'une difficulté à s'adapter à la nouvelle physiologie. Il faut savoir être attentif à ce genre de manifestation.

Acupuncture et ostéopathie, séparément ou ensemble, doivent pouvoir permettre à votre corps de s'adapter aux nouvelles contraintes et de poursuivre sereinement.

Là non plus il n'y a pas de recette miracle adaptée à toutes, chacune est un cas particulier.

Comment intervient l'ostéopathe ?

L'AVIS DU médecin ostéopathe

L'ostéopathe n'est pas un magicien, sa connaissance de l'anatomie et de la physiologie humaines en font un « biomécanicien ». Il peut déceler des « restrictions de mobilités » ostéoarticulaires ou viscérales, qui vous font souffrir, et entreprendre de les libérer ! Cependant il ne peut que « débloquer » ce qui est « bloqué » ; s'il n'y a pas de lésion, il ne saura rien faire !

Il existe de nombreuses contre-indications à l'ostéopathie surtout en période de grossesse. Afin d'être assurée que l'ostéopathe connaît bien les problèmes spécifiques à la grossesse, demandez à votre médecin traitant, votre gynécologue, ou votre sage-femme de vous recommander leur correspondant ostéopathique.

Quelques conseils pour éviter des « dérives » (que je crois plus légendaires que réelles) :

Les consultations ostéopathiques « systématiques » pour vérifier que tout se passe bien ou pour préparer le bassin à l'accouchement n'ont pas lieu d'être. On ne demandera l'assistance de l'ostéopathe qu'en cas de survenue d'un phénomène douloureux.

Évitez la multiplication des séances, la moyenne de consultations au cours d'une grossesse varie de 1 à 3 sur les 9 mois, il est rare qu'on soit amené à dépasser 4 ou 5 séances, sauf cas spécifiques.

Si une consultation après accouchement est souvent recommandée, elle n'est cependant pas impérative. Sauf urgence douloureuse, il est préférable d'attendre 40 jours après la naissance pour consulter, voire parfois même le retour de couches. Trois cas se présentent :

1) Je n'ai aucun symptôme : je n'ai aucun besoin de consulter.

2) J'ai des problèmes (douleurs, troubles urinaires, fuites de selles ou de gaz, gênes lors des rapports, etc.) : une consultation ostéopathique s'impose !,

3) Je n'ai aucun symptôme, mais, lors de la rééducation périnéale, je n'arrive pas à effectuer les exercices demandés ou la sage-femme trouve que les résultats ne sont pas concordants au nombre de séances : il est recommandé de consulter un ostéopathe maîtrisant bien cette période spécifique qu'est le post-partum.

▶ Le corps en général

J'ai tout le temps envie de dormir, est-ce inquiétant ?

C'est la révolution dans votre corps, il doit travailler pour construire un bébé, vous rendez-vous compte ? La fatigue et les somnolences sont tout à fait courantes au 1er trimestre. Vous devriez sentir un regain d'énergie au 2e trimestre. En attendant le 3e trimestre où le poids et les petits maux de fin de grossesse vous fatigueront à nouveau. Dormez dès que vous le pouvez, faites la sieste, couchez-vous avec les poules, vous en avez besoin !

Je fais de la rétention d'eau, comment gérer ça ? T2 T3

Vos articulations sont gonflées, vos doigts boudinés, vous vous sentez lourde ! Ôtez vos bagues et bracelets qui entravent la circulation avant de ne plus réussir à les enlever. Portez des vêtements amples ou sans élastique. Buvez suffisamment, marchez (ou nagez) et ne consommez pas de caféine. Si le futur papa est disposé à le faire, n'hésitez pas à lui demander un massage des jambes qui vous aidera à diminuer l'œdème.

L'AVIS DE la sage-femme

Des bas de contention peuvent vous être prescrits et permettent de passer une journée entière debout sans avoir des jambes d'éléphant à la fin de la journée. De nos jours, ces bas sont assez agréables à utiliser avec de jolies couleurs, et des textures plus légères en été.

Évitez aussi les aliments et boissons chargées en sel : la plupart des eaux gazeuses (lire les étiquettes), chips et biscuits apéro, poissons fumés, etc.

Si vous habitez en bord de mer : marchez dans l'eau jusqu'au niveau des mollets, c'est très bénéfique pour doper le retour veineux. Certaines postures de yoga apportent une amélioration, mais ce n'est que temporaire. Il existe également des traitements en homéopathie, acupuncture, etc.

Quels sont les trucs pour mieux dormir en fin de grossesse ? T3

Votre état d'esprit est la clé d'un bon sommeil. Couchez-vous aux premiers signes de fatigue (bâillements, yeux qui piquent, etc.) en étant détendue. Mieux vaut s'endormir après avoir lu quelques pages d'un livre qu'après avoir regardé la télé. Vous pouvez boire une tisane une heure avant d'aller vous coucher, mais n'oubliez pas d'aller aux toilettes avant de vous glisser sous la couette. Ensuite, respirez tranquillement et visualisez des images positives et douces (un paysage, le visage de votre futur bébé, une image agréable de votre enfance). Utilisez un coussin pour caler votre ventre et laissez-vous aller. Si le manque de sommeil devient un fardeau, parlez-en à votre médecin ou à votre sage-femme.

L'AVIS DE la sage-femme

Une courte séance de relaxation (15 minutes ou plus) dans la journée ou avant de s'endormir peut être aussi très efficace. Vous pouvez être aidée par l'homéopathie ou demander conseil à votre pharmacien.

Je me réveille la nuit avec la sensation d'étouffer, de quoi s'agit-il ? T3

Votre utérus a pris beaucoup de place et l'intérieur de votre corps ressemble un peu à un jeu de Tetris où chaque organe pousse l'autre pour trouver une petite place. Lorsque vous êtes en position allongée, l'utérus peut appuyer sur la veine cave qui alimente notamment le cœur. Cette pression entraîne des vertiges et des malaises. Ménagez votre veine cave en vous allongeant sur le côté gauche.

L'AVIS DE la sage-femme

Vous aurez un meilleur confort pour vous positionner avec un coussin de grossesse, une sorte de gros polochon que l'on glisse entre ses genoux (cela évite la sensation de bas du dos tout raide le matin) et sous le ventre pour caler l'utérus.

Des varices sont apparues, horreur ! Que puis-je faire ? T3

Pour prévenir les varices (ou les atténuer une fois qu'elles sont là !), évitez de rester debout trop longtemps, ne portez pas de vêtements qui vous coupent la circulation (chaussettes, bas), faites-vous prescrire des bas de contention, ne prenez pas de bains trop chauds, ne vous exposez pas au soleil et évitez l'épilation à la cire chaude. Rassurant : les varices ont tendance à diminuer après l'accouchement.

Ma peau me démange énormément, comment y remédier ?

La grossesse favorise la sécheresse cutanée et donc l'apparition de démangeaisons mais, même si cela vous gratte sérieusement, essayez de ne pas céder à la tentation. Pour vous soulager, lavez votre peau avec du savon surgras et hydratez au maximum. Lors du dernier trimestre, si vous ressentez de fortes démangeaisons (hormis celles localisées sur la peau du ventre) qui s'étendent sur les bras, les jambes, perturbent votre sommeil, bref vous empoisonnent la vie et/ou que votre peau et vos conjonctives se colorent en jaune (que vous faites une jaunisse, en somme), il est impératif de consulter rapidement un médecin.

Je fais du diabète gestationnel, de quoi s'agit-il ? T2 T3

Il n'y a pas de signe extérieur du diabète gestationnel. On le découvre en réalisant des examens sanguins durant le 6e mois de grossesse. Ce dépistage n'est pas obligatoire, mais il fait partie des examens recommandés durant la grossesse (test OMS ou variante). On remarque un taux de sucre un peu élevé dans le sang surtout après les repas, car l'insuline, l'hormone qui maintient le taux de sucre stable, n'est plus suffisante pour contrebalancer les effets des hormones fabriquées par le placenta. Du côté du bébé, les risques sont nombreux : mort fœtale in utero, malformations, excès de liquide amniotique, bébé trop gros (source de complications lors de l'accouchement). Le diabète gestationnel favorise aussi l'hypertension chez la maman.

On prescrit un régime où l'on réadapte la prise des sucres rapides. Vous allez devoir privilégier les sucres lents et répartir vos apports alimentaires en fractionnant les apports alimentaires en 3 repas et 2 ou 3 collations sur la journée. On surveille le sucre dans votre sang avec un lecteur de glycémie.

> **L'AVIS DE** la gynécologue-obstétricienne
>
> Il faut savoir que dans plus de 50 % des cas, le régime est suffisant. Mais la surveillance glycémique est poursuivie au moins jusqu'à l'accouchement. En cas de diabète gestationnel mal équilibré sous régime, on débute un traitement par insuline. Ceci se fait au cours d'une hospitalisation. Cela nécessite l'apprentissage d'auto-injection d'insuline (à l'aide de « stylo-injecteur »), de la surveillance des signes alarmants d'hypoglycémie et donc une discipline importante de votre part.
>
> Attention : ce qui rend dangereux le diabète gestationnel est la variation des glycémies. Il faut essayer d'avoir un taux de sucre le plus stable possible et éviter les oscillations.

Qu'est-ce que la pré-éclampsie ? T2 T3

Également appelée toxémie gravidique, il s'agit d'une complication rénale qui apparaît lors de la seconde moitié de la grossesse. Elle associe hypertension artérielle, taux élevé de protéine dans les urines et parfois œdèmes. Les symptômes peuvent être des maux de tête, des bourdonnements dans les oreilles, des troubles de la vue, des mouches devant les yeux, des malaises… La pré-éclampsie doit être absolument prise en charge pour éviter des conséquences dramatiques chez la mère et/ou l'enfant.

▶ Maladies durant la grossesse

J'ai de la fièvre, que dois-je faire ?

En cas de fièvre (plus de 38 °C de température rectale), allez consulter rapidement pour déterminer son origine. La fièvre est très rarement dangereuse mais, dans certains cas, elle peut entraîner des risques pour la maman et l'enfant. Prudence, donc.

> **L'AVIS DE** la sage-femme
>
> Si la fièvre est légère (37,8 °C) mais accompagnée d'un syndrome grippal : petite toux, courbatures, etc., ce peut être la listériose. Le mieux à faire est de venir aux urgences de sa maternité : on y fera une prise de sang pour confirmer ou non le diagnostic, ainsi qu'un monitoring pour le bébé.

J'ai une angine, comment puis-je me soigner ?

L'angine n'affecte pas votre bébé, c'est la bonne nouvelle. La mauvaise est que l'angine n'est pas simple à soigner quand on est enceinte. Usez et abusez des tisanes et du miel pour adoucir votre gorge. Vous pouvez prendre du paracétamol pour la douleur et la fièvre. Attention, les sirops et autres pastilles peuvent contenir des dérivés de morphine et ralentir le développement de votre bébé, consultez votre médecin traitant.

> **L'AVIS DE** la sage-femme
>
> Pensez aussi à l'homéopathie, par exemple Angipax.

Je suis sujette aux allergies, comment puis-je me traiter ?
Vous avez le droit à certains antihistaminiques (voir trousse à pharmacie page 230). Demandez l'avis de votre médecin ou de votre sage-femme.

Je suis tombée violemment par terre, faut-il aller aux urgences ?
Oui, il est impératif d'aller faire un bilan si vous avez subi une chute violente, particulièrement sur le ventre. Votre bébé est protégé par le liquide amniotique, mais il faut vérifier qu'il n'y a pas de décollement du placenta. On vous fera également un monitoring et un test de Kleihauer pour vérifier s'il n'y a pas d'hémorragie ou de signe de souffrance fœtale.

J'ai des soins dentaires à faire réaliser, comment procéder ?
Première chose à faire : prévenir votre chirurgien-dentiste de votre état même (et surtout) si vous êtes dans le premier trimestre.

> **L'AVIS DU** chirurgien-dentiste
>
> Il faut prévenir votre dentiste car les rayons des radios sont néfastes pour le bébé. Cette information lui permettra également de choisir l'anesthésie locale adéquate et les matériaux adaptés pour soigner une carie. Au premier trimestre par exemple, on se contentera de juguler les infections pour les soigner plus tard.

J'ai une rage de dents, que faire ?
Prenez rapidement rendez-vous avec votre dentiste.

> **L'AVIS DU** chirurgien-dentiste
>
> En attendant, vous pouvez prendre du paracétamol sans dépasser les doses prescrites (et surtout pas d'anti-inflammatoires). Utilisez les bons vieux remèdes et appliquez une poche de glace sur la joue du côté douloureux.

➜ Quelles sont les raisons de consultation en urgence ?

- Vous perdez du sang.
- Vous perdez du liquide ou pensez que la poche des eaux est rompue.
- Vous avez des contractions douloureuses et/ou répétitives.
- Vous ressentez de violentes douleurs dans le ventre.
- Vous vomissez plus de 4 fois par jour.
- Vous ne sentez plus votre bébé bouger comme d'habitude. Essayez d'abord de poser vos 2 mains de chaque côté du ventre et de faire 2 ou 3 petites pressions de chaque côté, comme si vous vouliez « faire des vagues » dans son liquide amniotique. Puis gardez les mains en contact et attendez sa réponse. Si pas de réponse, peut-être qu'il dort, tout simplement ? Réessayez alors dans 20 à 30 minutes. Si aucune réponse ne vient au bout de plusieurs essais, allez à la maternité ou appelez-les pour demander conseil.
- Vous avez de la fièvre.
- Vous ressentez une brûlure lorsque vous urinez.
- Vous avez de violents maux de tête.
- Votre visage a gonflé subitement.
- Vous avez pris du poids très rapidement (plus de 2 kilos en une semaine) et vous vous sentez gonflée de manière inhabituelle.
- Vous avez des mouches qui passent dans votre champ de vision ou des bourdonnements dans les oreilles.
- Vous suspectez une jaunisse.
- Vous êtes tombée sur le ventre ou avez chuté violemment.

Si vous avez une inquiétude, appelez votre sage-femme ou votre médecin, ou rendez-vous dans votre maternité. Mieux vaut consulter pour « rien » que de ne pas consulter pour quelque chose (à copier 100 fois !).

→ Notes

Alimentation et hygiène de vie

acte 3

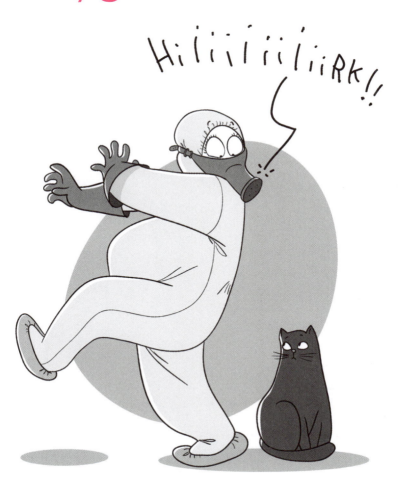

Ouverture

Si votre vie a changé à la seconde où vous avez su que vous étiez enceinte, elle va également un peu changer au quotidien. Pas radicalement, rassurez-vous, cependant, si vous souhaitez passer une grossesse sereine et en beauté, il va falloir prendre quelques bonnes habitudes et vous tenir au courant de diverses choses concernant votre alimentation, votre beauté, votre hygiène et votre mode de vie. Ni tout à fait la même, ni tout à fait une autre, vous êtes désormais une femme enceinte avec un passager à bord, cela nécessite quelques aménagements à votre quotidien !

▶ Alimentation

Voilà l'un des points qui va certainement le plus chambouler vos habitudes, notamment si vous n'avez pas eu la toxoplasmose.

Les « envies » peuvent-elles s'expliquer scientifiquement ?

Les études scientifiques n'ont pas établi de liens entre les envies de grossesse et les besoins nutritionnels de la femme enceinte. Le doute plane donc par rapport à ces fameuses envies, mais plusieurs pistes sont à envisager. Il y a le fait que les hormones modifient la perception du goût des aliments : cela pourrait expliquer l'attirance pour de nouveaux aliments. On pense aussi que le corps est conscient de ses besoins et « réclame » à la femme enceinte de quoi satisfaire ses manques et les besoins du bébé : une envie de fraises ou de clémentines traduirait ainsi un besoin en vitamines, une envie de chocolat un besoin de magnésium... Il est aussi important d'évoquer le facteur psychologique. Certains aliments comme le sucre, la pâte à tartiner ou des plats mangés durant l'enfance font office de doudous et rassurent la future maman.

Faut-il manger pour deux ?

Ne prenez pas vos rêves pour des réalités... L'essentiel est d'avoir une alimentation variée et saine pour recevoir les vitamines et oligo-éléments nécessaires au bon déroulement de la grossesse.

> **L'AVIS DE** la diététicienne
>
> Les besoins énergétiques sont légèrement augmentés, mais en aucun cas doublés ! L'augmentation maximale se situe en moyenne autour de 15 % en fin de grossesse.
>
> Cependant ces pourcentages restent des moyennes statistiques, et chaque femme a des besoins particuliers : le meilleur

moyen est en effet de manger juste selon sa faim, qui traduit précisément les besoins en énergie. Ensuite, il faut bien distinguer la faim, l'envie, l'habitude, la gourmandise…

L'AVIS DE la sage-femme

On dit « Mangez 2 fois mieux, mais pas 2 fois plus ».

La prise de poids idéale, c'est quoi ?

Pendant une grossesse, la prise de poids idéale varie entre 9 et 12 kilos pour une femme de corpulence moyenne. Un kilo par mois est une bonne base, mais ne prenez pas cette référence au pied de la lettre, la prise de poids est irrégulière suivant les mois. On prend moins au premier trimestre que lors des trimestres suivants. Pour les femmes très minces, la prise de poids « tolérée » peut aller jusqu'à 15 kilos. Si vous êtes en surcharge pondérale importante (IMC > 25), votre médecin vous conseillera de prendre le moins de kilos possible (10 kilos maximum). Écoutez les recommandations de votre médecin, mais ne focalisez pas sur la prise de poids.

L'AVIS DE la gynécologue obstétricienne

Le gain de poids maternel pendant la grossesse est un élément important de la croissance fœtale et du devenir de la grossesse, notamment avec un risque de macrosomie (voir page 121) et de diabète gestationnel maternel. On sait aussi que la perte de poids après l'allaitement est moins bonne en cas de prise excessive.

L'AVIS DE la sage-femme

En cas de surpoids avant la grossesse, il est même possible, avec une alimentation adaptée, de ne prendre quasiment aucun kilo sans que cela ne nuise au bébé.

L'AVIS DE la diététicienne

En cas de prise de poids excessive ou insuffisante, une diététicienne saura vous donner des conseils personnalisés correspondant à vos besoins pendant la grossesse. Elle prendra en compte vos goûts et de vos habitudes alimentaires pour adapter au mieux votre alimentation de manière qualitative et quantitative.

À quoi servent les kilos pris en début de grossesse ? T1

Les premiers mois, ce n'est pas franchement le bébé qui pèse lourd... Les kilos pris servent notamment de réserves à la maman pour la suite de la grossesse qui est fatigante afin qu'elle ne puise pas dans ses réserves et ensuite, pour l'allaitement.

L'AVIS DE la sage-femme

Dès le début de la grossesse, le volume sanguin augmente d'environ 1 litre (voilà déjà 1 kg d'identifié !).

Puis-je faire un régime ?

Surtout pas ! Il ne faut pas faire de régime sans avis médical lorsque l'on est enceinte. S'il y a un problème au niveau de la prise de poids, l'obstétricien ou la sage-femme qui effectuent le suivi de grossesse vous orienteront vers un diététicien afin de réadapter votre alimentation. Si vous en ressentez le besoin, vous pouvez demander de vous-même un rendez-vous à l'hôpital pour parler de votre alimentation.

L'AVIS DE la diététicienne

Aucun aliment ne fait grossir, mais manger au-delà de ses besoins provoque une prise de poids trop rapide. N'hésitez pas à demander les conseils d'une diététicienne, qui ne supprimera absolument rien dans votre alimentation, mais qui pourra vous guider sur les quantités adaptées à vos besoins et, si c'est nécessaire, voir avec vous comment rééquilibrer votre alimentation en fonction de vos goûts et de vos contraintes.

Comment manger au quotidien ?

Notre diététicienne s'est penchée sur le menu conseillé à une femme enceinte par l'INPES (Institut National de Prévention et d'Éducation pour la Santé) et le décrypte pour nous.

L'AVIS DE la diététicienne

Considérez les recommandations de l'INPES comme un guide assurant une bonne variété dans les catégories d'aliments consommées, ce qui est la base de l'équilibre alimentaire, le tout sans excès répétés de sucre ni de graisse.

Voici donc quelques éléments d'interprétation :

- 5 fruits et légumes par jour, ça peut sembler énorme, mais cela signifie en réalité 5 portions d'au moins 80 g chacune, soit 400 g en tout de fruits et de légumes par jour. Par exemple : 2 fruits de taille moyenne (soit 250 à 300 g au total) et 1 portion moyenne de légumes (150 g), et vous arrivez aux 400 g !

 Cette recommandation est à adapter selon votre appétit et vos goûts : si vous aimez les fruits et les légumes et que vous avez plus d'appétit, mangez-en plus ! Mais si d'ordinaire les fruits et les légumes ne rentrent pas chez vous, en manger un peu, même si c'est moins que la recommandation, ce sera toujours positif !

- La consommation de viande ou de poisson est conseillée une à deux fois par jour, selon la taille de la portion : une bonne portion ou deux plus petites par jour pour arriver à environ 150 g par jour. Cette quantité est suffisante si vous consommez suffisamment de produits laitiers, sinon il faut l'augmenter un peu. Il est conseillé de consommer du poisson 2 fois par semaine, dont 1 fois un poisson gras (sardine, maquereau, thon, saumon, hareng) pour la bonne qualité de ses graisses. Le poisson peut être frais, surgelé ou en boîte, l'intérêt nutritionnel est identique.

 Pour un bon équilibre, mettez dans votre assiette plus d'accompagnement (légumes et/ou féculents) que de viande ou de poisson.

- Vous et votre bébé avez besoin de gras, sans excès, et de bonne qualité. D'ailleurs, depuis 2010, l'AFSSA (Agence Française de Sécurité Sanitaire des Aliments) recommande une légère augmentation de la part des matières grasses dans les apports alimentaires.

 Il faut surtout varier les matières grasses en sachant qu'il n'y a pas de mauvaises graisses. En restant raisonnable bien sûr, accommodez vos plats en utilisant du beurre et de la crème fraîche, mais aussi des matières grasses végétales : huiles de colza, olive, noix…

Les matières grasses laitières (beurre et crème) souffrent encore d'une mauvaise réputation due à leur richesse en graisses saturées, accusées de boucher nos artères. Mais les connaissances évoluent constamment, et on sait aujourd'hui que certaines graisses saturées ont un réel intérêt, comme l'acide myristique, présent dans le beurre, et que toutes les graisses saturées n'ont pas le même effet sur l'organisme. Et surtout, ce sont les excès de consommation qui peuvent être néfastes, et non la nature de la graisse. De plus, le beurre contient des vitamines A, D, E.

- Ne vous privez pas de produits sucrés, ce sont seulement les excès répétés qui sont à éviter.

Si vous avez envie de douceurs, prenez celles qui vous font vraiment envie, choisissez-les de très bonne qualité et prenez le temps de les déguster sans vous culpabiliser.

Enfin, lorsque vous en aurez envie, passez outre tous ces principes d'équilibre alimentaire… Souvenez-vous qu'il s'agit de préconisations à mettre en œuvre régulièrement, mais pas nécessairement à chaque repas : l'équilibre alimentaire se construit au cours de plusieurs journées !

Quelles sont les précautions d'hygiène alimentaire à prendre ?

Nettoyez tous les 15 jours votre réfrigérateur à l'eau de Javel (fenêtres ouvertes en aérant bien !) et rincez bien ensuite. Nous vous le concédons, c'est un conseil applicable dans le meilleur des mondes et vous n'avez certainement pas le temps de l'appliquer. Une fois par mois devrait suffire, surveillez le contenu de votre réfrigérateur et nettoyez les accidents (lait renversé, pot de yaourt éclaté…). Évitez les préparations à base d'œuf cru (comme la mayonnaise ou la mousse au chocolat), couvrez vos restes avec du film alimentaire, ne conservez pas d'aliments trop longtemps, ne décongelez pas les aliments à l'air libre mais au réfrigérateur, surveillez les dates de consommation… Et n'oubliez surtout pas de vous laver les mains soigneusement avant chaque repas et après avoir été en contact avec un animal ou de la terre, après avoir manipulé des légumes crus ou de la viande crue.

Quels sont les aliments interdits ?

On entend tout et n'importe quoi autour de ce que l'on peut consommer ou non pendant la grossesse. Nous vous proposons un tableau récapitulatif des aliments déconseillés (page 226).

Qu'est-ce que la listériose ?

C'est une infection bactérienne due à la listéria (monocytogenes), elle se traduit par une fièvre inexpliquée. Cette pathologie quasi-anodine chez tout le monde est problématique en cours de grossesse car, selon le terme, elle peut provoquer une fausse couche ou un accouchement prématuré. Cette bactérie résiste à des températures comprises entre 4 et 56 °C, ce qui fait qu'elle peut apparaître dans tous les aliments que l'on mange sans cuisson préalable et que l'on conserve au réfrigérateur.

Si je n'ai pas eu la toxoplasmose, quels sont les aliments à proscrire ?

La toxoplasmose est un parasite qui peut être responsable de fausses couches ou de malformations graves pour le fœtus. On peut le trouver dans la plupart des viandes issues d'animaux d'élevage, surtout le mouton et le porc, moins souvent chez les bovins. Donc ne mangez aucune viande crue, ni aucune viande saignante (en particulier le mouton et l'agneau). Évitez de consommer des salades ou des légumes crus si vous ne savez pas comment ils ont été préparés. Chez vous, ne vous en privez pas car les fruits et légumes crus sont plus riches en vitamine C que s'ils sont cuits. Pensez à les laver très soigneusement dans plusieurs eaux. Pensez aussi à nettoyer votre plan de travail ainsi que les ustensiles de cuisine utilisés, et à vous laver les mains après les avoir manipulés.

> **L'AVIS DE** la diététicienne
>
> Il n'est pas nécessaire de supprimer la viande rouge, qui est riche en fer, ce fer étant mieux utilisé par l'organisme que le fer des

végétaux. La viande ovine étant plus souvent contaminée que la viande bovine, vous pouvez privilégier le bœuf et pour supprimer les risques, il suffit de bien cuire la viande (au moins 65 °C à cœur) ou encore d'utiliser de la viande surgelée. Dans ce cas, il est préférable de consommer des viandes surgelées industriellement, car seuls les procédés industriels garantissent une température suffisamment basse pour détruire les kystes résistants.

Un verre de rouge ou quelques gorgées de bière, c'est nocif ou pas ?

Votre mère vous l'a dit « j'ai bu un verre de temps en temps pendant mes grossesses et pourtant, vous allez très bien, ton frère et toi ». Oui mais avant, on ne savait pas, maintenant les choses ont changé. Le message délivré par le ministère de la Santé et l'INPES (Institut National de Prévention et d'Éducation pour la Santé) est clair, net et précis : zéro alcool pendant la grossesse. On connaît bien les effets de la consommation d'alcool régulière pendant la grossesse et le syndrome d'alcoolisation fœtale a été bien étudié. On sait que l'alcool entraîne une perturbation du développement des organes, des malformations, des troubles intellectuels, des troubles du comportement, une modification du faciès et encore d'autres dégâts. Le problème est que l'on ne connaît pas le seuil à partir duquel la consommation d'alcool représente un danger. Ce que l'on sait, c'est que l'alcool passe directement dans le sang du fœtus et que son effet sur le système nerveux peut être très néfaste. Même si un verre de rouge vous tente, il vaut mieux s'en passer et – contrairement à ce que l'on pense – particulièrement au premier trimestre. On applique un principe de précaution en ne consommant pas du tout d'alcool durant la grossesse. Le pictogramme présent sur les bouteilles d'alcool est là pour vous le rappeler.

J'ai craqué, j'ai bu un verre de vin, c'est grave ?

Ne bougez pas, on appelle la police tout de suite…

L'AVIS DE la gynécologue obstétricienne

Pas de panique ! Ce qui est difficile en l'état actuel des connaissances, c'est de définir un seuil de non-nocivité de l'alcool.

Pour des raisons éthiques, les études sont toujours faites a posteriori sur les consommations « avouées » des femmes. On sait qu'on observe malheureusement des complications liées à l'alcool même chez des femmes classées « petites buveuses ». Un verre de vin rouge, une fois, ne vous fait pas appartenir à cette classe. Il est plus que probable que rien ne se passera. Mais pour votre sécurité et votre conscience, dites-vous « zéro alcool ».

Puis-je consommer de l'aspartame ?

En novembre 2011, le Réseau Environnement Santé (composé de médecins, sages-femmes et autres scientifiques, http://reseau-environnement-sante.fr) alertait le ministre de la Santé sur le risque potentiel de la consommation de boissons gazeuses light contenant de l'aspartame ou de tout autre aliment ou médicament en contenant. En effet, une étude danoise – publiée en 2010 et menée auprès d'environ 60 000 femmes danoises enceintes – met l'accent sur un lien entre risque d'accouchement prématuré et consommation quotidienne d'une boisson gazeuse light par jour : + 27 % pour la consommation quotidienne d'une canette de boisson gazeuse light et + 78 % pour la consommation d'au moins 4 canettes quotidiennement. En revanche, aucune relation n'a été identifiée entre consommation des boissons sucrées et prématurité. Cependant, l'ANSES (Agence Nationale de Sécurité Sanitaire) estime qu'une consommation inférieure à 40 mg/kg n'est pas dangereuse pour la santé. Pas évident de savoir comment réagir. Nous vous conseillons de limiter votre consommation quotidienne d'aspartame ou de vous en passer pendant la grossesse par précaution.

Faut-il arrêter le café ?

Pas besoin de vous sevrer complètement si vous aimez le café. Vous pouvez boire une tasse le matin sans inquiétude. Les chercheurs pensent que la consommation excessive de caféine serait liée à des avortements spontanés au premier trimestre. L'INPES conseille donc de boire au maximum 3 tasses de café léger par jour. Mettez-vous au déca, c'est presque pareil. Non, OK, ce n'est pas pareil mais c'est transitoire...

Puis-je boire du thé ?

Théine et caféine sont en réalité les mêmes molécules. Le tout est encore une fois de consommer dans des proportions raisonnables. Un excès de thé (à partir d'1 l par jour) peut aussi diminuer le bénéfice du fer contenu dans les aliments d'origine végétale, mais d'autant moins que le thé est consommé à distance des repas.

Je bois plusieurs verres de soda au cola par jour, est-ce mauvais ?

Les sodas n'ont pas d'apport intéressant au niveau de votre équilibre alimentaire. La consommation d'aspartame étant déconseillée pendant la grossesse (voir page 226), ne remplacez par votre cola sucré par un light.

> **L'AVIS DE** la diététicienne
>
> La consommation de soda au cola est également à limiter, davantage en raison de sa teneur en sucre qu'en caféine. Une canette de soda au cola contient 33 mg de caféine, soit trois fois moins qu'une tasse de café... Mais elle apporte aussi l'équivalent de 7 morceaux de sucre.
>
> Il n'a pas été démontré de lien entre consommation de sucre et prise de poids, il s'agit simplement d'éviter des excès de sucre qui nuirait à votre équilibre alimentaire.

Est-il vrai que si je réprime une envie de grossesse, le bébé aura une tache sur la peau ?

Voilà une vieille croyance sur la grossesse : une bonne idée de nos arrière-grands-mères pour s'autoriser de petits plaisirs et céder à leurs envies ? En réalité, le risque est plutôt du côté de votre balance et de votre courbe de poids...

J'ai des envies de sucré, cela annonce-t-il une fille ?

Une fille à la vanille ? Les envies de grossesses sont propres à chaque future maman et ne permettent pas de deviner le sexe du bébé.

L'AVIS DE la diététicienne

Interrogez-vous sur les raisons de cette envie de sucré :

- une gourmandise bien naturelle et qu'il n'y a aucune raison de ne pas satisfaire ?
- un besoin de réconfort quand vous vous sentez angoissée ou stressée ?
- un « rattrapage » du manque si vous vous êtes privée de sucré avant la grossesse en suivant un régime ?

Récapitulons :

- Dans le 1er cas, il n'y a aucune raison de vouloir tromper son envie, y céder est le meilleur moyen de la faire passer !
- Dans le 2e cas, le sucré va vous apaiser sur le moment, mais pas à long terme. Essayez de déterminer la ou les raisons de votre stress et mettez tout en œuvre pour y remédier : recherchez de l'information, tentez de résoudre un conflit, formulez votre désaccord... la liste peut être longue ! S'il n'y a vraiment pas de solution pour supprimer votre problème ou la situation qui pose problème, il serait plus sage de l'accepter. OK, ce n'est pas facile, mais on peut aussi se faire aider.
- Dans le 3e cas, ce sont visiblement les privations qui provoquent les excès. Conclusion : arrêtez les privations ! En arrêtant de vous interdire ce que vous aimez, vous en aurez forcément moins envie. Il est possible qu'en arrêtant les privations, vous soyez dans l'excès au début, mais ce ne sera que passager, à condition que vous ne culpabilisiez pas. Des études montrent en effet que si on mange un aliment en pensant du mal de cet aliment, on en mange davantage !

Pour ne pas risquer d'en manger trop, choisissez ce que vous aimez vraiment, et dégustez au calme, sans autre activité. Et n'ayez pas peur de grossir : si ces calories sont en trop, votre sensation de faim va ensuite mettre plus de temps à revenir. Il suffit de respecter ce délai, ne remangez ensuite que lorsque la faim revient, même si vous devez bousculer vos horaires. Vos douceurs n'auront ainsi pas d'effet sur la balance !

L'AVIS DE la sage-femme

Vérifiez que vous mangez suffisamment de sucres lents aux principaux repas, et que cette « envie de sucre » n'est pas tout simplement une fringale due à un début d'hypoglycémie.

Est-ce que je peux manger au fast-food ?

Tout est question de mesure. Vous pouvez manger un hamburger et des frites une fois de temps en temps. Si vous en faites une habitude (plusieurs fois par semaine), cela risque d'avoir des répercussions.

L'AVIS DE la diététicienne

Si vous êtes une habituée du fast-food et que vous ne pouvez vraiment pas rester bien longtemps sans fréquenter votre enseigne préférée, variez vos choix alimentaires et respectez votre satiété. Si après avoir dégusté votre hamburger vous sentez que vous n'avez plus faim, faites l'impasse sur les frites et sur le dessert !

Est-ce utile de manger bio ?

Si vous avez envie de manger plus sainement pendant votre grossesse, le bio présente plusieurs intérêts notamment en limitant votre consommation de pesticides et de conservateurs. Si vous devez privilégier certains produits biologiques en raison de leur coût élevé, préférez les fruits et légumes. Pensez à laver consciencieusement les fruits et légumes, car l'absence de pesticides autorise la présence de toutes sortes de bactéries, microbes et parasites.

L'AVIS DE la diététicienne

Contrairement à une idée très répandue, il n'a pas été prouvé scientifiquement que les aliments bio soient plus sains que ceux issus de l'agriculture conventionnelle. L'AFSSA (Agence Française de Sécurité Sanitaire des Aliments) a abouti à ce constat à l'issue d'une étude pluridisciplinaire conduite en 2003, et dont le contenu a été globalement confirmé par d'autres études ensuite.

Les conclusions étaient de deux ordres :

- d'une part, les aliments bio n'ont pas de valeur nutritionnelle supérieure à celle des aliments produits de manière conventionnelle ;
- d'autre part, les teneurs en pesticide des fruits et légumes non bio ne dépassent pas les limites maximales de résidus autorisés, et ne présentent donc pas de danger pour la santé.

Mais à chacun sa sensibilité ! Et malgré l'absence de preuves sur l'intérêt nutritionnel de consommer du bio, les avantages pour l'environnement sont indéniables.

Faut-il boire plus d'eau que d'habitude ?

Il faut boire à votre soif, c'est-à-dire vous hydrater dès que vous en avez envie. Votre consommation d'eau augmente puisque votre corps en utilise plus pour fabriquer du liquide amniotique et pour apporter les nutriments, vitamines et minéraux nécessaires à la bonne croissance de votre enfant. L'eau est indispensable à la bonne circulation et au bon fonctionnement de vos reins, très sollicités durant la grossesse. Consommez 1,5 litre par jour, 2 litres en cas de forte chaleur. Vous pouvez boire l'eau du robinet si elle n'est pas trop chargée en nitrates, ou en chlore. Si vous préférez l'eau en bouteille, variez les plaisirs et les apports en changeant de marque chaque semaine. Préférez les eaux à basse teneur en sodium pour éviter la rétention d'eau et favorisez celles qui sont riches en magnésium (teneur < 50 mg/l). Si vous buvez au goulot, consommez la bouteille dans la journée pour éviter le bouillon de cultures et ne prêtez pas votre bouteille. Chacun sa bouteille et les microbes et autres virus seront bien gardés.

Est-ce que je peux remplacer l'eau par des jus de fruits ?

L'eau est la seule boisson indispensable pendant la grossesse.

L'AVIS DE la diététicienne

Remplacer l'eau par du jus de fruits vous ferait consommer beaucoup trop de sucre. Si vous êtes accro aux sodas, inutile de les remplacer par des jus de fruits, car ils sont tout aussi sucrés que les sodas, y compris ceux qui sont « sans sucre ajouté » : même sans ajout, la nature est généreuse, elle a mis du sucre dans les fruits, et aussi dans les jus !

Comme pour tous les aliments, ce sont les excès réguliers qui sont à éviter. Si vous prenez du jus de fruit, imaginez la quantité de jus que vous récolteriez en pressant un fruit (en général, ½ verre), et limitez-vous à cette quantité !

▶ Hygiène de vie

Vous devez maintenant penser en terme d'hygiène de vie pour vous mais aussi pour le bébé qui grandit en vous.

Faut-il prendre des vitamines pendant la grossesse ?

Votre sage-femme ou votre médecin vous conseillera peut-être des suppléments de vitamines et d'oligo-éléments. Ce n'est pas systématique, mais cela peut-être utile. Rien ne remplace cependant une alimentation équilibrée mais les compléments peuvent être utiles en cas de fatigue intense ou d'appétit médiocre.

L'AVIS DE la diététicienne

L'acide folique est prescrit systématiquement avant la grossesse si elle est programmée, et en début de grossesse pour corriger un déficit éventuel pouvant provoquer des malformations graves du fœtus.

Dans certaines situations à risque, d'autres compléments peuvent être prescrits au cas par cas, comme la vitamine D pour des femmes s'exposant très peu au soleil, ou dont la grossesse se déroule en hiver, ou en cas de grossesses rapprochées. La prise de fer ou d'iode peut également être prescrite en cas de carence.

Il est formellement déconseillé de prendre des suppléments qui ne font pas l'objet d'une prescription médicale, y compris les multi-vitaminés, certains compléments pouvant être trop dosés (comme la vitamine A) et provoquer des malformations chez le fœtus.

Quelles sont les précautions d'hygiènes basiques à prendre quand on est enceinte ?

Il ne s'agit pas de révolutionner votre mode de vie (votre quotidien et votre cerveau le sont déjà assez par cette grossesse !) mais plutôt de prendre quelques habitudes pour passer une grossesse sereine en limitant les risques liés à de bêtes contaminations par exemple. Lavez-vous les mains avant chaque repas mais également à chaque retour chez vous, après chaque passage aux toilettes (même pour un simple pipi), après avoir travaillé dans le jardin, après avoir acheté des légumes, en sortant des transport en commun… Le lavage de main vous permettra de vous débarrasser d'un grand nombre de virus et de vilaines bactéries. Évitez d'embrasser les personnes malades, une quinte de toux ou une angine pendant la grossesse sont difficiles à soigner.

Le tabac, c'est vraiment nocif ?

Le tabagisme aussi bien actif que passif est source de nombreuses complications : diminution de la fertilité et augmentation des grossesses extra-utérines, fausses couches, morts fœtales in utero, complications placentaires, prématurité et retard de croissance intra-utérine (diminution du poids d'environ 200 g à la naissance). L'idéal est d'arrêter de fumer avant de tomber enceinte, mais il n'est jamais trop tard pour arrêter.

Vers qui me tourner pour arrêter de fumer ?

Si cela vous semble difficile, il est souhaitable d'encadrer ce sevrage, car tout substitut à la nicotine est préférable à la cigarette. L'utilisation de patch ou de chewing-gum à la nicotine n'est pas contre-indiquée.

Presque toutes les maternités possèdent une consultation pour vous aider à arrêter de fumer ou bien elles peuvent vous adresser à quelqu'un de compétent. Parlez-en en consultation. Vous pouvez également contacter Tabac Info Service par téléphone au 39 89 (9h-20h du lundi au samedi, 0,15 €/min) ou vous rendre sur le site Internet pour plus de renseignements : www.tabac-info-service.fr

Mon compagnon doit-il s'éloigner de moi lorsqu'il fume une cigarette ?

Oui, il doit même aller fumer dehors s'il a l'habitude de fumer dans votre habitation. Ce sera une bonne habitude de prise avant l'arrivée du bébé. Le tabagisme passif est également très nocif pour vous et pour votre futur bébé.

Est-ce dangereux de fumer du cannabis de temps en temps ?

Oui ! La consommation répétée de cannabis pendant la grossesse entraîne des diminutions de poids à la naissance et des comportements inhabituels chez le nouveau-né (mauvais sommeil, puissance des pleurs plus faible, etc.). Votre bébé est en construction dans votre ventre, tout se met en place pour sa vie future et, aussi dur que cela puisse paraître, vous avez les clés pour lui offrir le meilleur. Pensez-y lorsque vous avez envie de fumer un joint. Si vous êtes vraiment dépendante, parlez-en à votre médecin ou votre sage-femme afin d'établir un suivi psychologique pour vous aider pendant la grossesse et même après. Toutes les drogues sont absolument contre-indiquées durant la grossesse.

Je dois faire des travaux de peinture dans ma maison, faut-il prendre certaines précautions ?

Forcément, l'arrivée d'un bébé rime souvent avec travaux. Il faut bien lui aménager une chambre à ce bébé. Mais attention ! Il est préférable que la future maman ne fasse que superviser et évite au maximum le contact avec les peintures.

> **L'AVIS DE** la sage-femme
>
> De même, lorsque le bébé reviendra de la maternité, il vaut mieux que tout soit bien sec et aérer au maximum quand on le peut, au moins pendant 15 jours (période où l'air est le plus chargé en COV (Composées Organiques Volatils), sinon on peut aussi rechercher une peinture moins chargée en COV, voire une peinture « bio ».

L'AVIS DE la gynécologue-obstétricienne

Il a en effet été démontré scientifiquement que l'exposition aux peintures d'ameublement in utero pouvait favoriser un terrain atopique chez le futur nouveau-né, voire parfois des pathologies plus graves.

Les ondes de téléphone sont-elles dangereuses pour mon bébé ?

Si on vous dit « on ne sait pas », ça ne vous avance pas beaucoup, hein ? Voilà un sujet très controversé...

L'AVIS DE la gynécologue-obstétricienne

Beaucoup de choses alarmistes sont écrites là-dessus, notamment sur Internet. Sur un plan strictement scientifique, rien n'a encore été vraiment publié. Pour l'instant tout le monde s'accorde à dire que le principe de précaution s'impose. Peut-être en saura-t-on un peu plus dans quelques années. Évitez de porter au maximum son téléphone au niveau de son ventre me paraît simple à mettre en place. Pas de paranoïa non plus, lorsque la maman est au téléphone, celui-ci semble assez éloigné du bébé.

Je n'ai pas eu la toxoplasmose, dois-je me séparer de mon chat ?

Vous séparer non, cependant vous allez devoir prendre certaines précautions et le futur papa va être mis à contribution. Il va avoir la grande joie de changer la caisse du chat si ce n'était pas lui qui s'en occupait avant en la lavant à l'eau savonneuse et la rinçant à l'eau bouillante. Si jamais vous devez vous en occuper quand même, faites-le avec des gants et soignez particulièrement le lavage des mains ensuite.

Mon neveu a la varicelle ou ma maman un zona, je peux les voir quand même ?

Toute la question est là : avez-vous déjà eu la varicelle ? Si oui, normalement vous êtes immunisée et un contact varicelleux ne comporte pas de risque. Vous trouverez l'information auprès de vos parents ou dans votre carnet de santé…

L'AVIS DE la gynécologue-obstétricienne

En cas de doute, le gynécologue ou la sage-femme vous prescrira une sérologie afin de connaître votre statut immunitaire. Dans le doute toujours s'abstenir !

J'ai vu mon neveu hier, il a la varicelle aujourd'hui et je ne l'ai jamais eu… que faire ?

Dans ce cas, il existe en effet un risque de contamination. La contamination peut se faire de 2 jours avant l'apparition des vésicules jusqu'à la disparition complète de celles-ci, soit pendant environ 1 semaine. La période d'incubation (temps entre la contamination et les premiers symptômes) est en moyenne de 15 jours. Les risques sont maternels (risque de pneumopathie varicelleuse potentiellement grave) et fœtaux (malformations). Ces risques sont dangereux même si faibles (2 %) dans la première moitié de grossesse (avant 20 SA) et au moment de la période périnatale (juste avant la naissance).

L'AVIS DE la gynécologue-obstétricienne

En cas de maladie dans la première moitié de grossesse, on effectuera une surveillance échographique par un référent et, en cas d'anomalie, on fera parfois un « diagnostic anténatal ». Autour du terme, on retardera l'accouchement si possible, pour que le bébé puisse se munir des anticorps de sa maman.

L'AVIS DE la spécialiste du diagnostic anténatal et de l'échographie

En cas d'anomalie à l'échographie, on recherche le virus chez le bébé par le biais d'une amniocentèse. Si la contamination est avérée et que des doutes échographiques existent (cas heureusement exceptionnels), il arrive qu'on interrompe médicalement la grossesse.

Faut-il prendre certaines précautions pour sa toilette intime ?

La toilette intime peut se faire avec un gel lavant doux spécial zone intime. Ne lavez pas cette zone à outrance au risque de perturber le pH et de provoquer des mycoses. Ne douchez surtout pas l'intérieur du vagin dont la flore s'autogère.

Est-il vrai que je ne peux pas passer de radio ?

Les rayons X peuvent être nocifs pour le développement de votre bébé. Prévenez systématiquement le médecin que vous êtes enceinte, même si c'est pour une autre raison que vous le voyez. Si la radio peut-être reportée après votre accouchement, cela est préférable.

> **L'AVIS DE** la gynécologue-obstétricienne
>
> En pratique, dans l'urgence, on peut faire des radios en vous mettant un tablier de plomb sur le ventre. Les rayons ne peuvent pas alors atteindre le bébé. Après 22 SA, on continue les précautions mais on s'interdit moins les radios et en cas de nécessité, une tomodensitométrie abdominale pourrait même être réalisé. Si on vous fait l'examen, c'est que le risque est bien moindre que celui de la pathologie suspectée. Faites confiance à vos médecins.

▶ Beauté

Enceinte, bien souvent on se découvre une nouvelle féminité et on cherche le moyen de se sentir belle et bien.

Ai-je le droit d'aller au hammam ?

Oubliez le hammam le temps de la grossesse. La chaleur risque de faire chuter votre tension et de provoquer des vertiges. Les variations de tension perturbent la circulation placentaire, abstenez-vous. Même chose pour les bains chauds, jacuzzi, sauna et réjouissances du même type.

Je suis accro aux UV en cabine, ai-je le droit de continuer ?

Les UV sont mauvais pour votre peau, même lorsque vous n'êtes pas enceinte. En continuant à faire des UV, vous prenez le risque de développer un masque de grossesse (voir page 35) et votre peau, qui souffre déjà d'un manque d'élasticité, risque de s'assécher encore plus.

L'AVIS DE la praticienne en soin de bien-être maternité

Mettez de l'écran total sur le visage au soleil, et trichez avec des crèmes auto-bronzantes biologiques bien appliquées : sur le visage, les bras et les jambes, mais ni sur le ventre, ni sur les seins !

Pourquoi mon salon de massage refuse-t-il de masser les femmes enceintes ?

Envie de vous faire dorloter ? Il vous faut un spécialiste… ou un massage tout en douceur.

L'AVIS DE la praticienne en soin de bien-être maternité

Le massage de la femme enceinte est un soin très spécifique qui requiert une connaissance précise des zones à masser et des précautions à prendre. Même si cela reste du bien-être, un massage mal donné peut provoquer des contractions, heurter la sensibilité physique et émotionnelle de la future maman. Cela va finalement à l'inverse de l'objectif recherché. Je donne raison à votre salon de massage de vous refuser, si les praticiennes n'ont pas été formées pour ça, car cela comporte des risques. Attention aux huiles essentielles dans les instituts !

L'AVIS DE la sage-femme

Si le futur papa est partant, il peut s'entraîner à faire des massages très doux et relaxants (de type « effleurements ») au niveau de la nuque et des épaules, de tout le dos, surtout le bas du dos au niveau de la cambrure, des hanches, et aussi de la plante des pieds si on n'est pas trop chatouilleuse. Le massage peut se faire tout simplement avec le plat de la main qui glisse légèrement sur la peau.

Quelle est la meilleure méthode d'épilation quand on est enceinte ?

Vos poils ont tendance à pousser plus vite durant la grossesse. Le rasoir vous propose une solution facile, mais la repousse sera très rapide. Les crèmes dépilatoires risquent d'irriter votre peau fragilisée et sèche. Si vous utilisez de la cire, préférez la cire froide à la cire chaude. Cette dernière peut provoquer l'éclatement de petits vaisseaux sanguins et ne fait pas bon ménage avec la circulation perturbée des femmes enceintes. Tant qu'on n'est pas trop gênée par le volume du ventre, on peut continuer à utiliser son épilateur électrique. L'épilation au laser est contre-indiquée durant la grossesse en raison de l'absence d'étude sur les effets du laser sur le fœtus. D'ailleurs, aucun professionnel digne de ce nom ne prendra le risque. En fin de grossesse, vous risquez d'avoir du mal à vous épiler le maillot en raison de l'encombrement de votre ventre... Le passage par l'esthéticienne est alors la solution la plus pratique !

Les colorations pour les cheveux sont-elles dangereuses pour le bébé ?

Les colorations pour cheveux contiennent souvent de l'ammoniaque et autres produits chimiques qui peuvent être néfastes pour votre bébé particulièrement au premier trimestre. Dans certains pays, on interdit les colorations aux femmes enceintes, en France, on se contente de contre-indiquer les colorations lors du premier trimestre. Faites confiance à votre coiffeur et ne tentez rien toute seule chez vous !

> **L'AVIS DE** la praticienne en soin de bien-être maternité
>
> Il existe maintenant des colorations sans ammoniaque, naturelles ou biologiques, qui ne présentent aucun risque pour le bébé. Mon doute subsisterait plutôt sur le facteur allergène des produits utilisés en général, car la sensibilité de la femme

enceinte est plus prononcée qu'en temps normal. Vérifiez avec des tests sur le poignet au préalable.

Puis-je mettre du vernis à ongles ?

Sans problème, tant que vous ne sniffez pas le flacon de vernis et que vous ne respirez pas à pleins poumons le dissolvant. Ouvrez la fenêtre lors de votre séance de manucure ou mieux, faites-la en plein air ! Préférez le dissolvant sans acétone et lavez-vous soigneusement les mains après utilisation du dissolvant.

Ma sage-femme m'a demandé de ne plus mettre de vernis à ongles lors du dernier mois de grossesse, pourquoi ? T3

Le jour de l'accouchement, en cas de problème, l'équipe médicale peut avoir besoin de vérifier votre oxygénation et de regarder si vos extrémités ne sont pas cyanosées (violettes). Si vous mettez de la couleur sur vos ongles, ces vérifications sont plus difficiles à faire. Abstenez-vous de porter du vernis à partir d'un mois avant le terme.

Comment éviter les vergetures ?

Pendant la grossesse, la peau est soumise à rude épreuve, très étirée. Certaines natures de peau vont craquer, laissant de vilains souvenirs : les vergetures. Mieux vaut prévenir que guérir ! À vos crèmes ! Massez les zones sensibles (seins, ventre, cuisses, hanches, fesses) deux fois par jour avec une crème hydratante spécifique ou une huile nourrissante dès le début de la grossesse. Tant que les vergetures sont rouges-violacées, vous pouvez espérer les faire réduire en massant encore et toujours avec une crème hydratante ou un traitement spécifique. Une fois installées, elles prennent une couleur blanc nacré. Si vous avez déjà eu des vergetures (notamment à l'adolescence), vous risquez d'en avoir à nouveau, redoublez de vigilance.

> **L'AVIS DE** la sage-femme
>
> Petit truc en plus : vous pouvez essayer de masser avec un mouvement de palper-rouler. Sur le ventre, on fait rouler entre pouces et index une bande de peau de 2-3 cm de large, d'un

côté à l'autre de l'utérus, de manière à toujours avoir un peu plus de peau que le volume de l'utérus.

L'AVIS DE la praticienne en soin de bien-être maternité

Il est certain que les crèmes hydratantes spécifiques vont améliorer en surface l'état de la peau desséchée sur le plan cutané. Cependant cela n'est pas seulement dû à la qualité et la souplesse de la peau chez les futures mamans. Chez les jeunes, moins jeunes, hommes et femmes confondus, la présence des vergetures est, d'expérience, souvent liée à une déficience du système hormonal. On peut souvent déjà l'identifier à la puberté. Toutes les modifications hormonales suite à la puberté ou lors d'une grossesse inscrivent une fatigue sur le corps. Les pratiques chinoises ou ayurvédiques reconnaissent cette interdépendance des surrénales avec le système hormonal et le plan émotionnel.

Comment conserver un ventre tonique pour le futur ?

Comme pour les vergetures, il faut masser le ventre avec une crème hydratante ou une huile. Votre peau sera forcément un peu moins tonique qu'avant votre grossesse, car elle aura perdu de son élasticité en étant aussi étirée. Une prise de poids minimum vous aidera à récupérer plus vite un ventre plat après la grossesse. C'est surtout après l'accouchement qu'il faudra prendre les choses en main. L'allaitement et ses tranchées (voir page 163) vont permettre à votre utérus de reprendre sa taille le plus rapidement possible et à votre ventre de retrouver son aspect d'avant (ou presque). Il sera temps plus tard, après avoir rééduqué votre périnée de faire quelques séances avec un kiné pour remuscler vos abdominaux.

L'AVIS DE la praticienne en soin de bien-être maternité

L'idéale, en préventif, pour les femmes enceintes est de :

- Rester en mouvement en pratiquant yoga, piscine, marche ou autre activité adaptée. Cela permet de retrouver plus vite son capital musculaire de base.

- Veiller à ne pas prendre trop de poids.
- Recevoir chaque mois environ (à partir du 4e mois) des soins adaptés agissant sur l'apaisement mental, la souplesse de la peau, le rééquilibrage énergétique global des fonctions vitales du corps (surrénales, poumons, foie, etc.).
- Solliciter à la maison l'aide du futur père pour refaire des massages simples sur les bras et les épaules par exemple qu'il aura appris dans le cadre d'un atelier avec une professionnelle des soins autour de la naissance.

Faut-il privilégier les produits de beauté sans parabène et sans phtalate ?

Le Parlement français se penche sur une loi promulguant l'interdiction des perturbateurs endocriniens tels que les parabènes (conservateurs de produits de beauté) et les phtalates (utilisés dans les cosmétiques et les plastiques). Ils sont suspectés de provoquer chez les femmes des cancers du sein et d'être néfastes à la fertilité masculine. Lisez bien les compositions de vos produits.

L'AVIS DE la praticienne en soin de bien-être maternité

Bien sûr plus les produits sont naturels moins il y a de conséquences néfastes pour la peau et la santé. Ces produits nécessitent toutefois une attention un peu particulière, car ils ne contiennent pas de conservateur. Il ne faut pas les exposer à l'air, à la chaleur, aux rayons solaires. Ça n'est pas trop contraignant et ça en vaut la peine.

Comment utiliser les huiles essentielles ?

La majorité des huiles essentielles sont tout à fait déconseillées durant le premier trimestre de la grossesse, car elles passent à travers la barrière placentaire. Certaines sont même soupçonnées d'avoir des propriétés abortives. Si vous souhaitez en utiliser pour soulager vos petits maux de grossesse, ne faites surtout rien sans l'avis d'un pharmacien, d'une sage-femme ou d'un médecin spécialiste des huiles essentielles.

Quels sous-vêtements porter ?

Concernant les culottes et les strings, vous allez peut-être devoir changer de modèles au fur et à mesure que votre grossesse avance pour ne pas vous sentir saucissonnée. Il existe des culottes de grossesse qui remontent très haut sur le ventre et maintiennent bien. Cela évite de laisser voir un morceau de ventre et ne coupe pas la circulation sous le nombril. Si vous êtes sujette aux mycoses ou aux infections urinaires, préférez les culottes en coton. Pour le soutien-gorge, portez un soutien-gorge à votre taille même si porter du bonnet E vous paraît fou ! Les soutiens-gorge de grossesse ont des élastiques et des bretelles plus larges pour un meilleur soutien. C'est l'un des investissements impératifs. Si le prix vous freine, prenez en deux et lavez les alternativement, vous ne les porterez pas indéfiniment de toute façon, vous pouvez donc les rentabiliser au maximum pendant ces neuf mois.

Faut-il enlever son piercing au nombril pendant la grossesse ?

Votre ventre va grossir, votre peau va se tendre et votre piercing va se retrouver « écartelé ». Oui, enlevez votre piercing durant le premier trimestre avant de subir trop de de tiraillements de la peau.

> **L'AVIS DE** la praticienne en soin de bien-être maternité
>
> Il y a toujours un risque d'infection, et – si minime soit-il – ce n'est pas la peine de s'y exposer, car il est déconseillé de prendre certains médicaments pendant la grossesse.

▶ Sport et forme

La grossesse est un bon moyen de se reconnecter à son corps et d'en prendre soin en ayant une activité sportive adaptée.

Je me sens en pleine forme, puis-je pratiquer le sport comme d'habitude ?

Le sport va être un précieux allié pendant votre grossesse. Les femmes qui pratiquent un sport souffrent moins des maux de grossesse (notamment des problèmes de rétention d'eau, de constipation ou de dos) et leur sommeil est généralement meilleur, car le sport engendre une « bonne » fatigue physique. Votre condition de femme enceinte implique que vous vous essoufflez plus vite et vos articulations risquent de souffrir de votre prise de poids, adaptez votre activité et ne vous lancez pas des défis insensés.

> **L'AVIS DE** la gynécologue-obstétricienne
>
> En cas de fausses couches spontanées (FCS) précoces antérieures, il faut savoir que les raisons sont rarement liées à l'activité physique de la mère, mais plutôt à un problème au niveau de l'embryon. Il est cependant tout à fait compréhensible qu'une femme ayant eu une FCS préfère s'abstenir pour se donner « les meilleures chances ». Sachez quand même qu'outre les réelles contre-indications formulées par le médecin, on peut pratiquer son sport habituel. Bien sûr en cas d'impression de contractions, de douleurs périnéales ou de pertes anormales : il faut savoir s'arrêter.

Quels sont les sports recommandés ?

L'activité physique régulière va vous aider à passer une belle grossesse si vous la pratiquez de manière adaptée à votre condition. La natation ou la gym aquatique sont les sports qui conviennent le mieux aux femmes enceintes, car les mouvements sont doux, l'eau vous soulage de votre poids et stimule la circulation notamment au niveau des jambes pour un effet « gambettes légères ». Profitez de la souplesse offerte par votre grossesse pour vous mettre au stretching, au yoga ou à tout autre gymnastique douce. La marche est également un très bon partenaire de votre grossesse. L'idéal est de pratiquer quotidiennement une activité physique douce adaptée à vos capacités qui va booster votre bien-être en stimulant votre circulation sanguine.

Quels sont les sports à éviter ou même à proscrire ?

Mieux vaut laisser de côté les sports de contact, les sports avec risque de chutes, les sports avec chocs ou vibrations répétés. En gros, on dit au revoir aux sports collectifs avec ballon, à la course à pied, à l'équitation, aux rollers, aux sports de combat, au ski, ski nautique…

Puis-je pratiquer la plongée sous-marine ?

La pratique de la plongée sous-marine en apnée et avec bouteilles est formellement contre-indiquée durant la grossesse et ce dès qu'elle est connue. La pression et la modification des échanges gazeux présentent un risque pour le futur bébé. Si vous avez plongé sans savoir que vous étiez enceinte, signalez-le à votre médecin, vous bénéficierez d'un suivi médical rapproché (échographies fréquentes pour surveillance de l'évolution des membres).

Peut-on aller à la piscine si le col est ouvert ?

Lorsque le col est ouvert, il est déconseillé de rester longtemps dans l'eau que ce soit à la piscine ou même dans le bain. Le col ouvert est une porte ouverte aux infections et l'eau de la piscine ou même du bain représente un bouillon de culture.

▶ Loisirs et voyage

Ce n'est pas parce que vous avez un gros ventre que vous devez rester cloîtrer chez vous ! Simplement, vous devrez peut-être adapter vos envies d'évasion !

Je dois voyager en train, y a-t-il des précautions à prendre ?

Le train est un bon moyen de transport pour les femmes enceintes à condition que la ligne ne soit pas tortueuse pour éviter les secousses trop nombreuses et à condition de ne pas avoir à porter les bagages. Marchez régulièrement dans les allées du train pour stimuler votre circulation. Demandez toujours son avis à votre médecin avant de vous lancer dans un long périple.

L'AVIS DE la gynécologue-obstétricienne

Le train est le meilleur moyen de transport pour les femmes enceintes.

Dois-je renoncer à prendre la voiture pour un long voyage ?

La voiture est le mode de transport le plus délicat pour la femme enceinte, en raison des vibrations et des micro-chocs (qui stimulent l'utérus, et donc d'éventuelles contractions). Cela dépend aussi du confort du véhicule. Avant tout voyage, demandez l'avis de votre médecin. S'il n'y voit pas d'inconvénients, prenez tout de même quelques précautions : évitez de partir les journées rouges, arrêtez-vous régulièrement, marchez pour relancer votre circulation sanguine dans les jambes, préférez laisser le volant et calez votre dos avec un coussin. Dans la mesure du possible, préférez le train ou l'avion (jusqu'à 7 mois de grossesse) pour les longs déplacements.

Est-ce que je peux voyager en avion du début à la fin de ma grossesse ?

L'avion est un moyen de transport sûr qui vous préserve au niveau des contractions (sauf si vous êtes phobique et que cela vous angoisse). Comme pour les autres voyages, marchez régulièrement. Portez des bas de contention durant tout le voyage. Pensez à vous hydrater, car la climatisation des avions dessèche. Si votre grossesse se déroule sans encombre, vous pourrez prendre l'avion durant votre dernier trimestre de grossesse mais pas toujours... Le problème pourra venir des compagnies aériennes. Il vous faudra éventuellement présenter un certificat médical attestant de votre terme de grossesse. Il est obligatoire à partir du 7e mois. Certaines compagnies refusent les femmes enceintes à partir du 8e mois. Renseignez-vous lors de l'achat de vos billets.

Est-ce que je peux aller en altitude ?

Oui, mais sous certaines conditions. Le souci avec l'altitude est la variation de pression atmosphérique et de concentration en oxygène dans l'air ambiant.

> **L'AVIS DE** la gynécologue-obstétricienne
>
> Si de nombreuses études ont été menées chez les femmes péruviennes qui vivent à très haute altitude, mais dont le corps est accoutumé à ces conditions extrêmes, peu sont publiées

sur les séjours de courte durée, pour des femmes vivant « au niveau de la mer ». Les données s'accordent sur le fait qu'il n'y pas de conséquence sur la grossesse jusqu'à 1 800 m. Au-delà de cette limite, les études sont insuffisantes pour conclure. Pour une femme en bonne santé dont la grossesse évolue sans souci, il n'y a pas de contre-indication à un voyage en montagne. Il faut savoir écouter son corps et éviter toute activité physique démesurée. Le risque est l'hypoxie fœtale mais également de pré-éclampsie par une moins bonne perfusion placentaire. En montagne, des précautions s'imposent donc : attention au soleil, bien boire (on se déshydrate plus vite), éviter le sport et savoir se poser pour reprendre son souffle (c'est votre oxygène que le bébé « respire »). Bien sûr, les femmes qui vivent en montagne n'ont pas la même physiologie de base et n'ont pas besoin de déménager !

Dans une voiture, comment attacher la ceinture de sécurité ?

Les firmes automobiles font actuellement des recherches pour améliorer le confort et la sécurité des femmes enceintes au volant. Pour une meilleure sécurité, préférez une ceinture en trois points (et pas une ceinture simplement ventrale), passez la ceinture sous votre ventre au niveau des os des hanches et entre vos seins. Il existe des guides permettant de fixer automatiquement la ceinture sous le ventre, juste au niveau des hanches. Ne désactivez pas votre airbag. Il n'est certes pas adapté à la morphologie de la femme enceinte mais il vaut mieux être protégée par un airbag en cas de choc que par rien du tout.

➜ Vos bonnes adresses Internet

De plus en plus, les femmes enceintes vivent leur grossesse assistées d'Internet et dénichent de vrais bons plans ou des espaces sympathiques. Voilà notre petite sélection !

- **www.oefshop.fr** : vous y trouverez le Mood Kit et ses frères et sœurs pour y créer des tenues adaptées à votre silhouette et à votre personnalité.

- **www.vertbaudet.fr** : la marque propose une sélection assez large d'habits qui vous permet d'établir la base de votre garde-robe de femme enceinte, garantie longue durée.

- **www.isabellaoliver.com** : cette marque anglaise portée par les stars vous habille tous les jours ou lors des événements de votre vie de femme au bidon rond. À recommander à celles qui doivent assister à un mariage ou un baptême même si les prix ne sont pas pour toutes les bourses.

- **www.mamanana.com** : c'est le site de référence pour tout ce qui concerne les habits d'allaitement. Un bon endroit pour faire son shopping en prévision de l'allaitement, mais également parfait pour acheter ses dessous de grossesse ou d'autres habits qui serviront après l'accouchement.

- **www.my-egg.fr** : le magazine des femmes enceintes dans l'air du temps. Un magazine au style unique qui propose de belles idées de déco, de belles histoires de femmes enceintes et des photos qui font rêver !

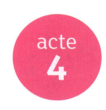

Le suivi médical

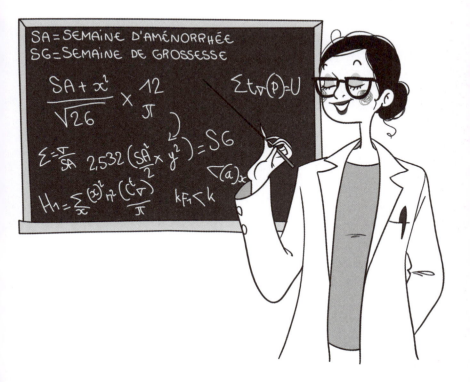

Ouverture

La grossesse, lorsque tout se passe bien n'est pas un état pathologique mais physiologique. En gros : la grossesse n'est pas une maladie ! Cependant cet état nécessite un suivi, le plus souvent pour constater que tout va bien, mais également pour dépister les éventuelles complications. Le suivi médical des grossesses en France est de grande qualité.

▶ Généralités

À votre agenda, vous allez avoir quelques trucs à noter...

Entre les mois, les semaines de grossesse et les semaines d'aménorrhée, je suis perdue. Help !

À quel terme j'en suis ? Voilà une question que se pose chaque femme enceinte au début de sa grossesse et parfois même jusqu'à la fin... À chaque visite médicale, on va vous demander « vous êtes à quel terme ? ». En fait, on vous demande où vous en êtes dans votre grossesse. Ça a l'air simple comme ça, mais non. La pauvre femme enceinte, assaillie d'hormones, doit lutter pour rassembler les neurones qui veulent bien encore répondre à l'appel et doit se demander à chaque fois : en mois, en semaines, en grossesse, en aménorrhée ?

Comment compter ?

- Les semaines d'aménorrhée (SA) : nombre de semaines à partir de la date du premier jour de vos dernières règles (aménorrhée signifie absence de règles).

- Les semaines de grossesse (SG) : nombre de semaines à partir du jour où vous avez conçu le bébé.

> **L'AVIS DE** la sage-femme
>
> Les spermatozoïdes étant capables de survivre 5 jours bien au chaud dans l'utérus, la conception peut avoir lieu plusieurs jours après un rapport sexuel, même un jour où « monsieur » est absent. Il est bon de le préciser, car cela donne des angoisses à certains couples quand on leur annonce une date de conception qui ne « colle » pas avec ce qu'ils pensaient...
>
> Il y a donc, en général, deux semaines de différence entre les semaines d'aménorrhée (SA) et les semaines de grossesse (SG) puisque l'on tombe enceinte environ 14 jours (au moment de l'ovulation) après le premier jour des règles.

Là encore, on se base sur le schéma très théorique d'un cycle idéal de 28 jours avec ovulation au 14e jour. Mais, en réalité, il y a des femmes qui ovulent pendant les règles, et/ou en début ou en fin de cycle...

Une grossesse à terme dure environ 39 SG, soit 41 SA, soit environ 280 jours (soit 10 lunes, cycle de 28 jours) à 285 jours.

Comment savoir de combien de mois je suis enceinte ?

Prenons un exemple : votre début de grossesse (le jour où vous êtes tombée enceinte) est le 21 janvier. Au 21 février, vous serez enceinte d'un mois révolu, mais vous entrerez dans votre 2e mois de grossesse. Au 21 avril, vous serez enceinte de 3 mois, vous entrerez dans votre 4e mois et dans le 2e trimestre. Ainsi, si vous dépassez votre terme, vous pouvez entrer dans votre 10e mois de grossesse !

Quelles sont les consultations obligatoires pour le suivi d'une grossesse ?

Les consultations prénatales obligatoires, au nombre de 7, ont un double objectif : s'assurer que la grossesse évolue de façon naturelle et rechercher la présence d'éléments anormaux susceptibles de comporter des risques pour la mère et pour l'enfant. Ces sept consultations sont obligatoires, il y en a une le premier trimestre (prenez rendez-vous autour des 7-9 SA) qui va permettre notamment de fixer les échéances des prochains rendez-vous et des échographies, puis une chaque mois (4e, 5e, 6e, 7e, 8e et 9e mois). Elles sont remboursées à 100 % par la Sécurité sociale (tarifs conventionnés, attention aux dépassements !) et peuvent être assurées par votre sage-femme, votre généraliste ou votre obstétricien en cabinet ou à l'hôpital.

Qu'est-ce qu'une échographie ?

L'échographie est un examen dit complémentaire de radiologie qui permet d'obtenir une image de ce qu'il y a dans votre ventre à l'aide d'une sonde qui émet et reçoit des ultrasons. On vous applique un gel sur le ventre pour capter une meilleure image en facilitant le passage de ces ultrasons. L'échographie n'est donc pas une image directe du bébé, comme vous pouvez en avoir avec un appareil photo, mais une image reconstituée.

L'échographie permet de surveiller la bonne évolution de votre bébé, de prendre des mesures pour voir s'il se développe normalement et de détecter certaines anomalies. Au début de la grossesse, elle peut se faire également par voie endo-vaginale, c'est-à-dire avec une sonde que l'on va introduire dans votre vagin.

L'AVIS DE la spécialiste du diagnostic anténatal et de l'échographie

Les malformations les plus graves seront vues le plus souvent ; mais, même en cas d'échographie dite normale, certaines anomalies ne peuvent pas être éliminées. Il existe en effet des structures qui ne sont pas visibles à l'échographie.

Les échographies doivent être réalisées par des médecins ou sages-femmes diplômés en échographie obstétricale. Parfois, des échographies supplémentaires peuvent vous être prescrites : pour vérifier que le bébé grandit bien ou tout simplement pour revoir un élément qui n'a pas pu être vu de façon satisfaisante lors de l'échographie précédente. En effet, selon la position du bébé, certains éléments peuvent ne pas être vus lors de l'examen (particulièrement chez les femmes qui ont un petit surpoids).

On me propose une échographie en 3D, quelle est la différence avec une échographie classique ?

L'échographie classique (2D) offre une image en noir et blanc à plat. L'échographie 3D ou même 4D permet aux parents d'avoir une image plus « vivante » de leur enfant, plus proche de la réalité puisque l'on peut notamment voir son visage en relief, voir ses expressions et éventuellement une ressemblance familiale.

L'AVIS DE la spécialiste du diagnostic anténatal et de l'échographie

L'échographie 3D ou 4D n'est pas indispensable pour le dépistage des malformations mais elle permet à certains spécialistes de préciser les images qui ont été vues en 2D.

C'est quoi un projet de naissance ?

Un projet de naissance est la manière dont vous et votre compagnon envisagez votre accouchement. C'est un moyen de réfléchir et de vous approprier ce moment, d'être acteur de la naissance de votre enfant. Le projet de naissance s'appuie sur un document que vous allez rédiger, il doit vous permettre de créer un dialogue avec l'équipe médicale qui va vous suivre tout au long de la grossesse afin d'arriver sereins, détendus et en confiance le jour de l'accouchement. Le projet de naissance traduit en général un désir de voir son accouchement le moins médicalisé possible, il est donc important qu'il soit conçu de manière à être partagé au mieux avec l'équipe chargée de votre suivi. Gardez en mémoire que l'équipe médicale a également envie d'intervenir le moins possible. Pour le rédiger sereinement et prendre le meilleur de cette expérience, nous vous invitons à lire « Conseils pour rédiger votre projet de naissance », page 112/113.

> **L'AVIS DE** la psychologue
>
> C'est un outil qui permet de formaliser le dialogue avec l'équipe médicale, mais aussi entre les futurs parents. Le rédiger ensemble permet au papa de se projeter de manière plus active dans cette future expérience et partager avec vous la représentation de ce moment très intense..

Le papa doit-il assister aux rendez-vous médicaux ?

Il n'y a aucune obligation mais s'il le souhaite, votre compagnon est le bienvenu. Un futur papa impliqué est un allié précieux pour l'équipe médicale, car il permet de rassurer la future maman anxieuse et cela fait une paire d'oreilles de plus pour entendre toutes les informations distillées au cours de la consultation. Il peut également poser des questions auxquelles vous n'allez pas penser ou parler de votre fatigue alors que vous n'osez pas le faire vous-même.

▶ Premier trimestre

Premiers rendez-vous, premières échographies, premiers émois...

Quels sont les examens obligatoires ? 🆃🏻

Vous avez une consultation périnatale obligatoire, lors du premier trimestre. Cette consultation qui doit être réalisée avant les 15 SA va prendre un peu de temps, car il s'agit de mettre en place le suivi adapté à votre grossesse, d'évaluer vos antécédents, de prendre en compte vos conditions de travail et votre temps de transport... C'est l'occasion de faire le point sur tout ce qui fait votre mode de vie, sur votre santé et sur le bon déroulement de cette grossesse débutante. C'est également le moment où votre médecin ou sage-femme va vous prescrire les examens sanguins qui seront utiles et consultés par les personnes qui vous suivent tout au long de la grossesse. On vous fera un frottis si le dernier date de plus de 2 ans.

Vous devez également réaliser une échographie lors du premier trimestre. L'idéal est de vous faire prescrire cet examen par votre généraliste ou sage-femme et de réaliser la première consultation prénatale en possession de cet examen. Tout sera ainsi réuni pour effectuer la déclaration de grossesse (voir page 213).

> **L'AVIS DE** la sage-femme
>
> En faisant la déclaration de grossesse avant d'avoir cette première échographie, on risque de se retrouver avec 2 dates de terme qui diffèrent de quelques jours : une date « administrative » (celle déclarée initialement à la CPAM, et qu'on ne peut plus changer ensuite) et une date « médicale » correspondant à l'écho. Ce n'est pas grave, mais du coup il faudra se souvenir des deux dates.

> **L'AVIS DE** la spécialiste du diagnostic anténatal et de l'échographie
>
> L'échographie du 1er trimestre doit être réalisée impérativement entre 11 et 14 SA. Elle permet de confirmer que la grossesse est bien évolutive, de dater la grossesse (à 4 jours près). Elle permet d'éliminer le doute sur certaines malformations,

et de mesurer l'épaisseur de la clarté nucale (la peau du cou du bébé). Cette mesure est fondamentale, car elle fait partie des éléments pris en compte pour estimer le risque de trisomie 21. En cas de grossesse gémellaire, elle permet de savoir si les fœtus partagent le même placenta, et s'ils sont dans la même poche, ce qui conditionne le suivi qu'il faudra mettre en place.

À quoi sert la prise de sang de départ ? T1

Il s'agit de faire le point sur de nombreuses choses. Il faut déterminer ou confirmer votre groupe sanguin, vérifier certaines sérologies (toxoplasmose, rubéole, HIV, hépatite C, syphilis). Tous ces examens ne sont pas obligatoires, mais fortement conseillés. Vous pouvez en parler avec la personne chargée de votre suivi. La prise de sang permet également de faire une numération formule sanguine (étude du sang) et un dosage des plaquettes.

Je n'ai pas eu la toxoplasmose, pourquoi dois-je subir une prise de sang chaque mois ? T1

Il est nécessaire de vérifier chaque mois que vous n'avez pas contracté le parasite. La toxoplasmose peut être responsable de nombreuses malformations ou de mort in utero. Il est donc impératif de s'assurer que vous ne vous infectiez pas en cours de grossesse.

L'AVIS DE la gynécologue-obstétricienne

Les risques liés à une infestation à toxoplasme ne sont pas les mêmes selon le terme. Le risque de contamination est plus faible en début de grossesse mais beaucoup plus grave… et donc, en fin de grossesse, le risque de contamination est plus élevé mais beaucoup moins sévère.

Pourquoi la crème sur le ventre est-elle interdite avant les échographies ?

N'appliquez pas de crème, huile ou lotion sur votre ventre dans les 48 heures avant une échographie, l'image pourrait être brouillée et de moins bonne qualité. Il est précisé sur certaines crèmes spécifiques à la maternité qu'elles ne gênent pas l'échographie.

Au bout de combien de temps voit-on « quelque chose » à l'échographie ? 🅣

Au bout de 4 SA, on peut voir un sac ovulaire de 2 à 3 mm par voie endovaginale. À 5 SA, on peut parfois voir l'activité cardiaque (mais si, regardez ce pixel qui clignote !).

L'AVIS DE la spécialiste du diagnostic anténatal et de l'échographie

Parfois, le sac de grossesse n'est pas vu à l'échographie. Il peut s'agir d'une grossesse qui a débuté un peu plus tard que ce que la femme pense, et qui apparaîtra donc lors d'un contrôle ultérieur. Il peut s'agir d'une grossesse gémellaire qui sera également vue un peu plus tard. Si la patiente a un surpoids ou des fibromes de l'utérus, la visualisation du sac de grossesse peut être difficile. Dans tous les cas, si votre gynécologue ou obstétricien a un doute sur la présence ou non d'un sac de grossesse dans l'utérus, il vous demandera de contrôler l'échographie, car il faut absolument éliminer l'hypothèse d'une grossesse extra-utérine qui peut être dangereuse pour la femme (voir question ci-dessous).

Mon gynécologue ne peut pas voir la grossesse à l'échographie, il m'a parlé d'une grossesse extra-utérine (GEU), de quoi s'agit-il ? 🅣

Une grossesse extra-utérine (ou ectopique pour les Anglo-saxons) est une grossesse qui ne s'implante pas dans la cavité utérine. Le plus souvent elle s'implante dans la trompe ou l'abdomen. Malheureusement une telle grossesse ne peut évoluer. C'est une grossesse potentiellement dangereuse. Elle peut entraîner une hémorragie majeure dans la trompe puis dans le ventre, et enfin un état de choc hémorragique avec un risque vital réel pour la maman.

L'AVIS DE la gynécologue-obstétricienne

Si le diagnostic est suspecté votre médecin va (à juste titre) vous alerter pour que vous preniez conscience de l'importance du suivi. Quelques symptômes vont le conforter dans cette idée : des douleurs latéralisées, des petits saignements marron ou violacés, un malaise. Heureusement, c'est rare et pris en charge à temps. À noter qu'une grossesse extra-utérine survient rarement spontanément et qu'il existe des facteurs de risque connus : le tabagisme, un antécédent de chirurgie sur la trompe (voire une ancienne GEU), un antécédent de salpingite (la mobilité des cils tubaires est altérée, et donc la migration de l'œuf est altérée). N'oubliez pas de les mentionner à votre médecin.

▶ Deuxième trimestre

Voilà le trimestre où se déroulent le plus d'examens.

Quels sont les examens obligatoires ? T2

À partir du deuxième trimestre, vous avez une consultation prénatale obligatoire chaque mois. L'objectif est d'assurer un suivi régulier, de voir comment vous vous sentez, de suivre l'évolution du bébé et de dépister les éventuelles anomalies. La personne qui effectue votre suivi va prendre votre tension, vous peser, faire une analyse d'urine simple (ou bandelette urinaire), mesurer votre hauteur utérine, écouter le cœur de votre bébé... Ces consultations doivent vous permettre de faire part de vos inconforts, vos maux, vos questions. Notre conseil : utilisez un carnet pour noter toutes vos questions et sortez-le lors des consultations. Le deuxième trimestre, c'est également le moment de l'échographie dite « morphologique ».

L'AVIS DE la gynécologue-obstétricienne

Le toucher vaginal (TV) systématique est une question d'habitude du gynécologue. Pour l'instant, aucune consigne précise n'est donnée par le collège des gynéco-obstétriciens. On parle de différentes « écoles » qui ont chacune leurs arguments. Ceux qui défendent le TV systématique, disent que c'est une façon simple de dépister les modifications cervicales et qu'il rassure la patiente. Les autres pensent qu'en cas d'absence de point d'appel (pas de contraction, pas de pertes anormales, etc.), ce TV n'est pas nécessaire à chaque consultation. Ils avancent également l'argument que le TV est sujet à des variations selon l'examinateur et qu'il est ainsi moins objectif qu'une échographie.

À quoi servent les examens d'urine ? T2

Lors des examens d'urine, on vérifie la glycosurie (présence du glucose) et l'albuminurie (protéinurie, présence de protéine). La présence de glucose peut révéler un diabète et la présence de protéine peut être le signe d'une pré-éclampsie, voilà pourquoi on effectue un test urinaire à chaque visite prénatale. Si une anomalie est constatée, il faudra faire des examens plus approfondis pour en déterminer la cause.

Que veut dire « échographie morphologique » ? T2

C'est l'échographie la plus longue, car le médecin qui effectue l'examen doit mesurer les membres, la tête, les organes et vérifier que tout est bien à sa place en nombre suffisant ! Le médecin s'assurera aussi de la bonne vitalité du bébé. C'est à ce moment-là que vous découvrirez si votre bébé est une fille ou un garçon, enfin, si vous avez envie de savoir ! À savoir : Les échographies sont remboursées à 70 % jusqu'à la fin du 5e mois de grossesse, puis à 100 % à partir du 1er jour du 6e mois de grossesse (sauf si dépassement d'honoraires).

> **L'AVIS DE** la spécialiste du diagnostic anténatal et de l'échographie
>
> Elle permet d'éliminer la majorité des malformations, car à ce terme tous les organes sont en place. Elle permet de vérifier la bonne croissance du fœtus grâce à la mesure de différents paramètres (tête, abdomen, fémur), de voir où est localisé le placenta, si la quantité de liquide amniotique qui entoure le fœtus est correcte, et si les échanges entre la mère et l'enfant se font bien grâce à la mesure des dopplers.

Quand peut-on être certain du sexe du bébé ? T2

Vers la 12e ou 13e SA, le verdict tombera peut-être…

> **L'AVIS DE** la spécialiste du diagnostic anténatal et de l'échographie
>
> Parfois le sexe fœtal est visible dès l'échographie du premier trimestre : c'est l'orientation du « bourgeon génital » qui permet de déterminer s'il s'agit d'un garçon (bourgeon vers le haut) ou d'une fille (bourgeon vers le bas). À ce terme, la fiabilité est d'environ 80 %. Sinon, à partir de 17 SA environ, le sexe pourra être déterminé. De manière générale, quand l'échographiste vous informe du sexe de l'enfant, c'est qu'il a pu le voir !

À quoi sert le tri-test ? T2

Il s'agit d'un examen qui permet d'évaluer le risque d'anomalies telles que la trisomie 21. Il est proposé systématiquement, mais il n'est pas obligatoire. On cherche à estimer les risques de trisomie 21.

> **L'AVIS DE** la spécialiste du diagnostic anténatal et de l'échographie
>
> On mesure le taux de bêta-hCG et de PAPP-A avant 14 SA, et les taux de bêta-hCG et d'Alpha-fœtoprotéines après 14 SA. Un test statistique incluant ces deux dosages permet de donner un calcul de risque. Il faut ensuite combiner ce risque avec l'âge maternel et la mesure de la clarté nucale ce qui donne un résultat de risques combinés de 1 sur X. Il faut avoir en tête qu'il s'agit d'un résultat indicatif qui n'est pas fiable à 100 %.
>
> Tous les laboratoires ne font pas ce dépistage, de même qu'il faut s'adresser à des échographistes-référents pour cette mesure de la clarté nucale.

Qu'est-ce que la trisomie 21 ?

C'est une anomalie chromosomique qui fait que l'on possède trois chromosomes 21 au lieu de deux. Cette anomalie engendre un faciès mongoloïde, un retard psychomoteur plus ou moins accentué et d'autres pathologies. L'âge de la mère (plus de 37 ans) et le fait d'avoir dans sa famille des antécédents d'anomalie génétique sont des facteurs de risques.

À partir de quel résultat faut-il s'inquiéter d'une trisomie ?

On propose une amniocentèse pour obtenir un diagnostic de trisomie 21 valable à 100 % à partir d'un risque estimé à 1/250.

L'AVIS DE la spécialiste du diagnostic anténatal et de l'échographie

De façon arbitraire, le seuil de 1/250 a été choisi comme celui pour lequel votre médecin vous proposera la biopsie de trophoblaste ou l'amniocentèse. Quel que soit le risque qui vous est annoncé, le risque de trisomie 21 n'est jamais formellement éliminé. Même si votre médecin vous annonce un risque à 1/10 000 (risque le plus bas qui est rendu par les laboratoires), il existe tout de même 1 risque sur 10 000 pour que votre enfant soit trisomique (mais donc 9 999 chances pour qu'il ne le soit pas).

On m'a prescrit une amniocentèse, en quoi cela consiste ?

Avec une fine aiguille et sous contrôle échographique, on prélève du liquide amniotique à travers la paroi de l'utérus pour effectuer un caryotype (c'est-à-dire la carte de tous les chromosomes). Avec ce caryotype, on sait avec certitude s'il y a des anomalies génétiques ou non, et donc s'il y a une trisomie 21.

L'AVIS DE la spécialiste du diagnostic anténatal et de l'échographie

Le résultat complet est donné dans un délai de trois semaines environ. Dans certaines conditions, des résultats rapides peuvent vous être rendus en 48 à 72 h.

Depuis novembre 2010, l'amniocentèse n'est plus proposée de façon systématique après 38 ans.

Quels sont les risques de l'amniocentèse ?

« La réalisation de l'amniocentèse, même conduite dans des conditions de compétence et de sécurité maximales, comporte un risque de fausse couche de 0,5 à 1 %. Il est donc important de bien réfléchir avant. Et si pour des raisons personnelles, religieuses ou autres, une interruption de grossesse n'est pas envisageable pour vous quel que soit le résultat de l'amniocentèse, alors il est inutile de la faire et de prendre le risque d'une fausse-couche (N.B. : mais dans ce cas, le refus va parfois à contre-courant de ce que conseille l'équipe médicale, et du coup il n'est pas toujours facile de faire entendre sa voix). [...]

Ce risque de fausse couche est maximum dans les 8 à 10 jours suivant l'amniocentèse. Elle peut se manifester par des douleurs, des saignements ou un écoulement de liquide. La survenue de l'un de ces signes doit vous faire consulter rapidement votre médecin. Parfois, il n'existe aucune manifestation particulière.

Exceptionnellement, des infections graves pour la mère et/ou le fœtus ont été rapportées. Certains risques peuvent être favorisés par votre état, vos antécédents ou par un traitement pris avant l'opération. Il est impératif d'informer le médecin de vos antécédents (personnels et familiaux) et de l'ensemble des traitements et médicaments que vous prenez ».

Ces informations sont extraites de la fiche d'information des patientes concernant l'amniocentèse éditée par le CNGOF (Collège National des Gynécologues et Obstétriciens Français) à retrouver sur : www.cngof.asso.fr/D_PAGES/PUFIC_13.HTM)

La trisomie 21 est-elle un motif d'interruption de grossesse ?

Oui, elle peut être un motif d'interruption de grossesse si les parents le souhaitent et ce, à n'importe quel stade de la grossesse. Les parents sont alors encadrés par une équipe de professionnels que ce soit au niveau médical ou au niveau psychologique qui va les aider à prendre leur décision. Cette décision sera ensuite validée par un accord d'expert.

À quoi servent le test O'Sullivan, le test OMS et l'HGPO ?

Il s'agit de tests permettant de rechercher un diabète gestationnel. Jusqu'à présent, on pratiquait à toutes les femmes vers 26 SA, le test de O'Sullivan. Il consiste en une prise de sang à jeun puis une prise de sang après l'ingestion de 50 g de glucose. Ce test est un test de dépistage.

S'il est négatif : vous n'avez pas de diabète gestationnel; s'il est fortement positif (> 2 g/l) : vous avez du diabète gestationnel; s'il est positif mais < 2 g/l : vous avez peut-être du diabète gestationnel qui doit être confirmé par un test HGPO (HyperGlycémie Provoquée Orale). L'HGPO repose sur le même principe, mais c'est un test diagnostic : deux valeurs anormales signent le diagnostic. On vous fait quatre prises de sang : une à jeun puis une à 60, 120 et 180 minutes après l'ingestion de 100 g de glucose. Petit conseil : posez un jour ou au moins une ½ journée pour faire le test, car il faut rester au laboratoire le temps du test (pensez à prendre un livre pour passer le temps !) et vous risquez d'être dans un état un peu second tout le reste de la journée.

L'AVIS DE la gynécologue-obstétricienne

Les nouvelles recommandations vont vers un test diagnostic en un temps : le test OMS. On ne le pratique plus systématiquement, mais uniquement sur une population ciblée : antécédent personnel de diabète gestationnel, antécédent familial de diabète, surpoids ou prise de poids excessive, notion de macrosomie fœtale («gros» bébé) ou, bien sûr, tout autre élément le justifiant selon votre gynécologue ou votre sage-femme. Une valeur anormale signe le diagnostic. Il consiste en 3 prises de sang : une à jeun puis une à 60 et à 120 minutes après l'ingestion de 75 g de glucose. Tous ces tests sont malheureusement très désagréables et souvent mal tolérés.

▶ Troisième trimestre

Dernière ligne droite, votre bébé peaufine son look en attendant le grand jour.

Quels sont les examens obligatoires ? T3

Vous avez encore trois consultations prénatales obligatoires qui se passeront sur le même mode que les précédentes avec auscultation, surveillance du bébé, analyse d'urine… Vous aurez également rendez-vous avec un médecin-anesthésiste et une dernière échographie à passer.

L'AVIS DE la spécialiste du diagnostic anténatal et de l'échographie

L'échographie du 3e trimestre est réalisée autour de 32 SA. C'est l'échographie dite de « croissance » ou « biométrique » Elle permet se savoir si l'enfant est de poids normal pour le terme. Elle permet également de savoir dans quelle présentation est le fœtus : présentation céphalique (tête en bas), présentation du siège (tête en haut), ou présentation transversale. Comme lors des autres échographies, on vérifie toujours la localisation placentaire et la quantité de liquide amniotique. Certaines malformations peuvent être dépistées tardivement lors de cet examen. On regarde également la vitalité fœtale, c'est-à-dire si le bébé bouge correctement.

Mon bébé n'a pas la tête en bas lors de la dernière échographie, que va-t-il se passer ? T3

On va lui laisser le temps de se mettre gentiment la tête en bas... Il peut attendre le dernier moment pour faire le grand saut ; même s'il a moins de place, c'est encore possible. Environ 3 % des bébés se présentent par le siège lors de l'accouchement.

L'AVIS DE la sage-femme

Selon les équipes médicales, l'aide de l'acupuncture pour faire tourner le bébé sera proposée ou pas. En réalité, peu de maternités la pratiquent directement, car cela ne fait pas encore partie de notre culture. Certaines études démontrent pourtant une bonne efficacité. On peut toujours prendre rendez-vous soi-même avec un acupuncteur si le bébé est toujours tête en bas à la fin du 8e mois.

Sinon, la maternité vous proposera de faire une VME (Version par Manœuvre Externe) vers la fin du 8e ou début du 9e mois. Lors de cette manœuvre, le médecin pose ses mains sur le ventre de la future maman, une main vers la tête et l'autre vers les fesses du bébé, et l'incite à faire la « culbute » tête en bas. Ce geste peut être plus ou moins appuyé, mais jamais douloureux. Cela ne suffit, pas toujours (50 à 60 % de réussite).

Avant et après, on écoute le cœur du bébé au monitoring pour vérifier s'il a bien supporté la manœuvre, et on contrôle à nouveau 48 heures après.

À quoi sert la consultation avec l'anesthésiste ?

Lors du dernier trimestre, vous avez rendez-vous pour une consultation d'anesthésie. Il est important de vous y rendre même si vous souhaitez accoucher sans péridurale, car cela vous laisse la possibilité de changer d'avis et malheureusement, vous aurez peut-être besoin d'une anesthésie en cas d'urgence ou de césarienne. Le médecin anesthésiste que vous allez rencontrer ne sera sûrement pas celui qui sera présent lors de votre accouchement, mais profitez-en pour poser les questions qui vous trottent dans la tête.

L'AVIS DE l'anesthésiste

Cette consultation est obligatoire dans les deux derniers mois de votre grossesse. Son objectif est de vous évaluer sur le plan anesthésique. En effet, la grossesse n'est pas une maladie, mais un état au cours duquel vous êtes susceptible d'avoir besoin d'une anesthésie. Dans la majorité des cas, cette consultation est rapide et permet de vous informer sur les techniques analgésiques pendant le travail (la fameuse péridurale) et sur l'anesthésie en cas de césarienne.

L'anesthésiste s'assure aussi qu'une prise de sang pour vérifier votre coagulation a bien été faite, celle-ci est une précaution indispensable avant toute péridurale.

Enfin il est fréquent que l'information sur la péridurale soit effectuée lors de réunion commune avec plusieurs femmes enceintes, ce qui est bien plus convivial et permet d'aborder tous les sujets.

On m'envoie faire un pelvi-scanner ou une radiopelvimétrie, de quoi s'agit-il ?

L'échographie a montré que votre enfant était assez grand ou avait une grosse tête ? Votre bébé est en siège ? Vous êtes très fluette ? Cet examen sert à vérifier si l'accouchement par voie basse est possible ou non. On mesure ainsi votre bassin et la tête du bébé ce qui donne le feu vert ou non à un accouchement par voie basse ou oriente vers une césarienne. Cet examen est sans danger pour le bébé.

> ### → Quelques conseils pour rédiger votre projet de naissance (ou projet d'accouchement)
>
> Commencez par faire le tour des sujets que vous souhaitez aborder dans votre projet de naissance : la médicalisation, l'ambiance dans la salle d'accouchement, la prise en charge de la douleur, votre position lors de la poussée, l'épisiotomie, la prise en charge de votre bébé, le peau à peau, l'allaitement…
>
> Demandez l'aide de votre sage-femme lors des cours de préparation à l'accouchement. Elle vous proposera des thèmes à aborder selon votre profil et selon les habitudes et protocoles de votre maternité.
>
> Rédigez un projet court et clair. Mettez en avant (en gras, par exemple) certains points qui vous paraissent primordiaux.
>
> Voyez ce document comme une base de discussion et ne vous accrochez pas désespérément à votre projet de naissance. Certaines choses souhaitées seront réalisables, d'autres non. Dans votre tête, gardez toujours une place pour l'imprévu, car il y en aura forcément. Un accouchement se passe souvent autrement que ce que l'on avait imaginé, et plus on aura de « souplesse » par rapport à son projet de naissance, moins on risque d'être déçue si ça ne s'est pas passé comme prévu. Le projet de naissance permet de participer plus activement à son accouchement, mais pas de tout contrôler à l'avance…
>
> Souvenez-vous que le personnel sera plus réceptif à une demande formulée poliment de manière éclairée qu'à une injonction. Remplacez les « je veux » par des « j'aimerais ».
>
> Gardez en tête que vous êtes dans un cadre médical et que toutes vos demandes ne pourront être entendues. Il y a des

protocoles dans les hôpitaux et malgré le bon vouloir du personnel ce jour-là, tout n'est pas possible.

L'urgence médicale ne pourra pas toujours prendre en compte vote projet. Par exemple, vous refusez l'épisiotomie et l'utilisation de forceps et pourtant, l'état de santé de votre bébé peut les nécessiter. Demandez surtout au personnel médical de vous tenir au courant de ce qu'il se passe afin de ne pas vous sentir trahie en le découvrant après. Ou bien, pour les choses les plus importantes à vos yeux, discutez des différentes options possibles avec la sage-femme avant que la situation ne se présente. Par exemple, pour l'épisiotomie, on pourrait dire « j'aimerais que vous promettiez de tout faire pour l'éviter. Et si la situation le nécessite, je comprendrais que vous la fassiez ». Ainsi, c'est comme un accord tacite avec la sage-femme. On peut lui faire confiance, elle fera le meilleur choix.

Gardez en tête que vos souhaits ne pourront être respectés s'ils mettent en péril votre santé ou celle du bébé. Même si la loi semble claire là-dessus : on ne peut rien faire si on n'a pas le consentement de la personne. Dans les cas graves, par exemple un mari qui refuse une césarienne vitale pour le bébé et/ou sa maman, ce n'est pas le médecin qui impose, on doit normalement en référer en urgence au procureur de la République et c'est lui qui donne le feu vert.

Dans les hôpitaux, le personnel est bien souvent surchargé de travail et même avec la meilleure volonté du monde, l'équipe n'aura pas forcément le temps de lire votre projet de naissance. Parlez à la sage-femme qui vous prend en charge de vos désirs et de vos envies, mais n'en imposez pas la lecture. Si le jour de l'accouchement vous sentez que le moment est mal choisi et qu'elle n'a pas le temps de le lire, proposez-lui de lui en parler au fur et à mesure, quand elle viendra vous ausculter.

Donnez votre projet de naissance lors de votre dernier rendez-vous pour qu'il soit joint à votre dossier et gardez-en un exemplaire dans votre sac à main.

N'oubliez pas : le projet de naissance vous aide à appréhender au mieux ce moment, mais n'idéalisez pas votre accouchement.

Le bébé

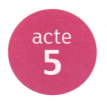

acte
5

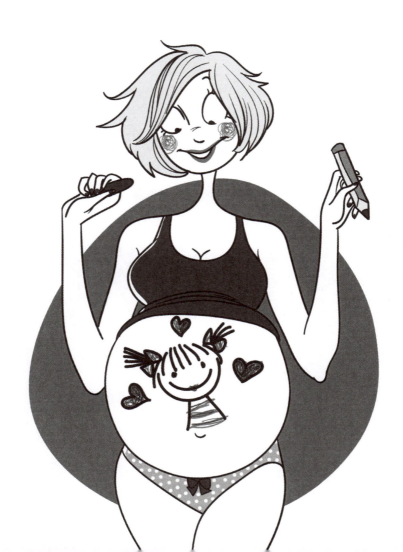

Ouverture

Si vous êtes le sujet principal de ce livre, il en est la co-star ! J'ai le plaisir de vous présenter : le bébé ! Vous vous posez certainement de nombreuses questions sur lui, sur son développement, sur son environnement... Ce chapitre va vous permettre d'en savoir un peu plus sur votre petit locataire et son bail de 9 mois.

▶ Le développement du bébé

Au sein de votre ventre, bien au chaud dans sa petite usine, votre bébé n'a de cesse de se développer. À chaque instant, c'est une nouvelle cellule qui se met en activité, une nouvelle faculté qui vient enrichir votre bébé en devenir...

Quelle est la différence entre un embryon et un fœtus ?

Le stade embryonnaire commence à la première division de l'œuf en zygote. Il dure 8 semaines, jusqu'à ce que les principaux organes soient formés. Jusqu'à 10 SA, votre petit locataire est donc un embryon. Ensuite et jusqu'à la fin de la grossesse, on parle de fœtus. À savoir que le mot « embryon » vient du grec ancien qui signifie « croit à l'intérieur » et que fœtus est issu du latin et veut dire « qui porte le fruit », joli non ?

À quel moment entend-on battre son cœur ? T1

À 5 SA (3 SG) par voie endo-vaginale et à 6 SA en échographie sus-pubienne, une ébauche de cœur se met à battre, il fait à peine 2 mm ! Si vous passez une échographie à ce moment-là, avec un peu de chance, vous pourrez l'entendre ou le voir clignoter. En revanche, le petit appareil « doppler » que les médecins et sages-femmes utilisent en consultation est moins sensible qu'une sonde d'échographie, donc il faudra attendre un peu pour entendre les battements de cœur.

À quel moment le bébé entend-il quelque chose ?

C'est entre la 22e et la 24e SA que le système nerveux périphérique se connecte au cerveau. À ce moment-là, le fœtus peut entendre les sons. Il va d'abord entendre les bruits de votre propre corps : votre cœur qui bat, les gargouillis de votre ventre... et votre voix. Il peut alors aussi percevoir les odeurs (odeurs du parfum que vous portez ou de certains aliments) qui passent dans le liquide amniotique.

Selon une étude canadienne (de Barbara Kisilevsky de l'Université Queen's), on estime que c'est aux alentours du 7e mois que le fœtus réagit aux bruits extérieurs si ceux-ci dépassent les 110 décibels. De là à dire qu'il ne les entend pas avant...

Voit-il quelque chose dans le ventre ?

Le fœtus peut ouvrir les yeux in utero autour de 30 SA. Il voit alors une alternance d'ombres et de lumières. Des recherches tendent à prouver qu'il peut sans doute voir ses propres pieds, ses mains et la paroi de l'utérus quand sa mère est dans un endroit lumineux et qu'elle ne porte pas trop de vêtements durant les deux derniers mois de grossesse !

Pourquoi mon bébé bouge-t-il davantage lorsque je suis allongée ?

Lorsque vous marchez ou que vous êtes active, votre mouvement berce votre bébé... qui s'endort alors facilement ! Lorsque vous vous posez pendant quelques minutes, c'est le moment idéal pour lui de faire la fête ou une séance de gymnastique, il vient de faire un gros dodo et rien ne vient lui donner envie de dormir. Voilà pourquoi il aime aussi vous réveiller en pleine nuit avec ses cabrioles.

Il bouge tout le temps, est-ce qu'il dort un peu là-dedans ?

Votre bébé bouge beaucoup ? C'est une bonne nouvelle, c'est un signe de sa vitalité ! Youpi ! Rassurez-vous, il dort et même beaucoup : le fœtus est en fait une vraie marmotte ! Pour simplifier, on peut dire que votre bébé alterne des phases d'activités et des phases de repos jusqu'à 30 SA. Ensuite, il va connaître un sommeil agité pendant lequel il sera parfois en mouvement. Puis, le dernier mois de la grossesse, il va connaître le sommeil calme et commencer à suivre une ébauche de cycle de sommeil. On estime qu'un fœtus dort environ 20 heures par jour !

Le bébé ne bouge plus, dois-je aller consulter ?

Si vous sentiez régulièrement votre bébé bouger et que vous ne sentez plus de mouvement malgré des sollicitations renouvelées (appuis de vos mains), rendez-vous à la maternité en urgence.

Quand dit-on qu'un bébé est prématuré ?

Un bébé prématuré est un bébé qui naît avant 37 SA (35 SG), soit avant la fin du 8e mois. On distingue plusieurs stades de prématurité :
- Extrême prématurité : moins de 24 SA.
- Très grande prématurité : de 25 à 27 SA.
- Grande prématurité : de 28 à 32 SA.
- Prématurité : De 33 à 37 SA.

> **L'AVIS DE** la pédiatre
>
> Selon l'OMS, un prématuré est un enfant né « viable » avant 37 SA, « viable » correspond à tout enfant né vivant à partir de 22 SA ou pesant au moins 500 g. Ces enfants doivent donc être déclarés à l'État civil. Cependant, en France, compte-tenu des techniques de réanimation actuelle et des considérations éthiques, la viabilité n'est réelle qu'à partir de 24 SA.

Quels sont les facteurs de risques de la prématurité ?

Un accouchement prématuré peut avoir différentes causes : une grossesse multiple, une maladie de la mère (diabète, hypertension artérielle, herpès, toxoplasmose, listériose, etc.), une hémorragie maternelle, une fatigue liée au transport ou aux conditions de travail, un choc ou un traumatisme (décès d'un proche, accident de voiture, etc.), une insuffisance de fermeture du col utérin, un retard de croissance du bébé...

Il y a cependant des facteurs aggravants comme la consommation de cigarettes, d'alcool ou de drogue et une prise de poids maternelle trop élevée.

Quelles sont les conséquences de la prématurité ?

Les conséquences de la prématurité sont multiples et bien évidemment plus importantes plus la prématurité est grande. Le nouveau-né prématuré est immature sur bien des plans : immaturité pulmonaire, du rythme cardio-respiratoire, digestive, hépatique, rénale, du système nerveux... Les avancées médicales permettent de faire énormément de choses, de garder en vie et de soigner des bébés qui ne sont pas encore équipés pour affronter le monde extra-utérin. La prématurité peut générer de nombreuses complications puisque ce sont les organes des bébés qui ne sont pas arrivés à maturation. Dans les cas de prématurité, il faut compter en général un retard de croissance et de développement psychomoteur à court terme. Dans les cas de grande, très grande ou extrême prématurité, les conséquences peuvent durer sur le long terme avec éventuellement des troubles moteurs, sensoriels ou cognitifs. Le bébé bénéficiera d'un suivi médical en rapport avec son degré de prématurité et de son évolution, afin de détecter et de résoudre au mieux les problèmes auxquels il pourrait être confronté.

En cas d'extrême prématurité, on compte un décès sur deux naissances et un sur les deux vivants souffre de lourds handicaps.

L'AVIS DE la pédiatre

Les conséquences précoces de la prématurité sur l'enfant sont effectivement dues à l'immaturité de ses grandes fonctions et à l'insuffisance de ses réserves énergétiques. À la naissance, l'immaturité pulmonaire peut conduire à une assistance respiratoire. De plus, selon le terme de la prématurité, l'alimentation peut être administrée par sonde gastrique ou par voie veineuse. Une surveillance neurologique et sensorielle (risques plus fréquents d'atteinte rétinienne et de surdité) doit aussi être réalisée de façon rapprochée. En plus de ces atteintes, la fréquence des soins et la présence de prothèse exposent ces enfants à un risque infectieux important.

Il faut noter également que les conséquences psychologiques ne sont pas négligeables pour les parents, notamment chez la mère souvent mal préparée et bouleversée dans son rôle postnatal. Il existe souvent un sentiment de culpabilité important pour les familles.

Quel est le poids d'un bébé né à terme ?

Le poids de naissance moyen d'un bébé à terme est compris entre 2,750 et 3,750 kilos avec une moyenne autour de 3,250 kilos. Il s'agit de repères, votre bébé peut être en parfaite santé même s'il pèse 2,5 kilos ou 4 kilos ! Il semble que les bébés d'une même fratrie tournent souvent autour du même poids de naissance (hors complications durant la grossesse ou prématurité, évidemment) et on observe que le poids des enfants suivants a tendance à légèrement augmenter, surtout si ce sont des garçons.

Quelle est la taille d'un bébé né à terme ?

La taille « mannequin » d'un bébé tourne autour des 50 cm. La majorité des nouveau-nés à terme mesurent entre 48 et 52 cm.

> **L'AVIS DE la pédiatre**
>
> La taille des nouveau-nés, comme le poids, se trouve normalement dans une fourchette entre le 10e et le 90e percentile. Les poids « normaux » et tailles « normales » des nouveau-nés français ont été établis par l'étude AUDIPOG (Mamelle 1996) à partir de 100 000 naissances en fonction de l'âge gestationnel et du sexe du bébé. Ces courbes de références sont couramment utilisées dans les maternités et les services de néonatologie.

Qu'est-ce qu'un bébé macrosome ?

Un bébé macrosome est un gros bébé, c'est-à-dire un bébé qui pèse plus de 4 kilos à la naissance. Cela concerne environ 10 % des naissances. L'échographie peut détecter une macrosomie fœtale ou plutôt la suggérer, mais il faut garder en tête que les « prévisions » échographiques ont une valeur indicative importante mais qu'elles comprennent une marge d'erreur de 10 % sur le poids annoncé. La macrosomie fœtale n'entraîne aucun risque durant la grossesse, sauf si elle est liée à un diabète maternel. La macrosomie fœtale peut entraîner des complications lors de l'accouchement d'où l'importance d'avoir un suivi établi en conséquence (comme le passage d'une radiopelvimétrie, voir page 111/112) si une macrosomie fœtale est suspectée lors de la 3e échographie. Si le poids du bébé est estimé à 4,5 kilos ou plus, une césarienne sera certainement envisagée.

> **L'AVIS DE la pédiatre**
>
> Un bébé macrosome est un enfant dont le poids est supérieur au 90e percentile pour son âge gestationnel. Le principal risque est la dystocie des épaules qui peut, compte tenu de l'accouchement difficile, entraîner une souffrance avec asphyxie du fœtus, des lésions traumatiques avec une atteinte des nerfs du bras et des fractures de la clavicule. Les nouveau-nés de mères diabétiques sont souvent macrosomes, ils sont exposés à un risque d'hypoglycémie les premiers jours de vie. De

plus, ils sont plus fragiles qu'un nouveau-né normal sur le plan pulmonaire et peuvent présenter une détresse respiratoire à la naissance. Des complications cardiaques peuvent également être observées.

Les bébés macrosomes ont également un risque d'obésité à 12 mois plus élevé que la population générale.

L'AVIS DE l'anesthésiste
C'est une indication médicale de péridurale compte tenu des difficultés possibles.

Qu'est-ce qu'un bébé hypotrophe ?

Il s'agit d'un bébé de petit poids qui se trouve en dessous du 3e percentile lors des échographies. C'est un bébé qui souffre d'un retard de croissance. Ce retard peut être « harmonieux », c'est-à-dire que tout le corps a subi ce retard de croissance, dans ce cas, on s'inquiète du développement cérébral de l'enfant. Ou bien il peut être « dysharmonieux », c'est-à-dire que contrairement au corps, le périmètre crânien est resté dans les normes et le pronostic concernant son développement cérébral est bien meilleur.

L'AVIS DE la pédiatre
L'hypotrophie, également appelée retard de croissance intra-utérin (RCIU), peut avoir des origines différentes. Un RCIU dysharmonieux est le plus souvent dû à une réduction du transfert materno-fœtal en oxygène et en nutriments. Ceci peut être dû à un placenta marchant mal, à un tabagisme ou à une pathologie maternel. Un RCIU harmonieux est dû à une anomalie du potentiel de croissance du fœtus parfois secondaire à des anomalies génétiques, des infections congénitales ou des anomalies sévères du placenta.

Pourquoi tous les nouveau-nés ont-ils les yeux bleus ?

La plupart des fœtus ont les yeux bleus, car la pigmentation de leur iris n'est pas terminée à la naissance. La couleur définitive sera connue quelques mois après la naissance.

▶ Le lien se crée

Il est en vous, mais ce n'est pas vous... Le lien avec le bébé se tisse bien avant la grande rencontre de la naissance.

Quand vais-je sentir le bébé bouger ? T2
Pour une première grossesse, on ressent en général les premiers mouvements au début du 2e trimestre. Pour un second bébé, l'expérience aidant, on reconnaît les mouvements du bébé environ deux semaines plus tôt. Si vous êtes avancée dans le 2e trimestre et que vous ne sentez pas encore votre bébé bouger, ne vous faites pas de souci, chacune a sa sensibilité propre.

Un bébé qui bouge dans le ventre, ça fait quelle sensation ? T2
Celles qui ont déjà connu la grossesse disent ressentir au début comme des battements d'ailes de papillon dans le ventre ou l'impression d'avoir un poisson rouge qui se cogne aux parois de son bocal ! Moins poétique, on peut prendre les mouvements du bébé pour des gaz ! Il s'agit de sensations très subtiles au début, puis plus affirmées.

Reconnaît-il ma voix et celle de son papa ?
Il entend votre voix de l'intérieur et c'est certainement le son qu'il préfère. On pense que le fait d'entendre parler sa mère in utero prédispose le bébé à préférer et à reconnaître sa langue maternelle, mais ce n'est qu'une supposition. En ce qui concerne la voix du papa, il doit l'entendre mais de manière très feutrée. La science, c'est bien joli, mais il faut se fier aussi à l'affectif. Si vous avez la sensation que votre bébé réagit à la voix de son papa à travers le ventre, c'est vous qui le voyez et qui le ressentez ! La voix véhicule les émotions alors ne vous privez surtout pas de petites discussions autour de votre ventre. Et puis, parler ensemble à votre bébé, c'est vous préparer à être parents.

> **L'AVIS DE** la sage-femme
>
> Les travaux de Marie-Claire Busnel à la maternité de l'hôpital Robert Debré (Paris) montrent notamment que le fœtus est

capable de reconnaître la voix de sa mère. Il est aussi capable de différencier quand sa mère parle à quelqu'un d'autre ou quand elle s'adresse spécifiquement à lui.

J'ai envie de faire écouter de la musique au bébé, est-ce stupide ?

En matière de grossesse, vous avez dû le découvrir par vous-même, il y a des choses que l'on a envie de faire et il faut les faire, voilà tout. Ce n'est absolument pas stupide ! Vous avez envie de partager quelque chose que vous aimez avec votre bébé, c'est très bien ! Profitez de ce moment pour vous concentrer sur lui et pour vous relaxer. Vous êtes sa maman, c'est normal que vous ayez envie de lui faire découvrir des choses même s'il n'est pas encore né. De plus, des études ont prouvé que des bébés qui avaient écouté une musique in utero réagissaient à son écoute, une fois nés.

Ressent-il mes émotions ?

Question difficile. Ce qui est sûr, c'est que votre enfant est au cœur de votre corps et qu'il peut ressentir une éventuelle accélération de votre cœur ou une respiration plus difficile qui peuvent accompagner votre mal-être par exemple. En cas de peur ou de joie intenses, l'adrénaline passe dans le placenta et cela peut provoquer une stimulation de son rythme cardiaque. Si vous vous sentez angoissée par exemple, le mieux est encore de trouver un moyen de calmer ces angoisses, d'où qu'elles viennent. Parlez-en avec la personne chargée de votre suivi et demandez une aide psychologique si besoin. La grossesse est une période pas forcément rose, même si on voudrait accueillir son bébé dans la bonne humeur.

Je voulais une fille et j'attends un garçon (ou inversement). Comment surmonter cette déception ? T2

Votre cœur ou vos envies penchaient pour l'un des sexes mais voilà, on ne choisit pas…

> **L'AVIS DE** la psychologue
>
> Pendant la grossesse, on se fait une représentation de l'enfant que l'on attend : on se l'imagine plutôt garçon ou plutôt fille,

on se demande s'il sera brun ou blond, de quelle couleur seront ses yeux, s'il ressemblera plutôt à son père ou à sa mère... Cela est lié à une somme de paramètres conscients et inconscients liés à notre histoire, à nos identifications diverses, à notre éducation et à notre culture. On parle de « l'enfant fantasmé ». Et la question du sexe de l'enfant est une question souvent surinvestie. À tout niveau, cet enfant imaginaire va se trouver confronté à l'enfant réel, la première étape se déroulant même la plupart du temps avant la naissance, quand l'échographie révèle le sexe de l'enfant. Il y a alors un premier réajustement à opérer par rapport à l'enfant fantasmé. Heureusement la plupart du temps, cette « déception » sera rapidement surmontée, les parents auront le temps de remanier leurs représentations et ce qui prime au final, c'est le bébé quel que soit son sexe. Si toutefois cette déconvenue du « mauvais » sexe semblait difficile à surmonter, il est important d'en parler pour comprendre d'où vient le blocage. Et après tout, quand on fait un bébé, on prend un risque sur deux de ne pas concevoir le sexe souhaité !!!

→ Le matériel pour bébé

Voici un inventaire de tout ce dont vous pourriez avoir besoin. Évidemment, chaque parent a ses priorités et tout ne vous semblera pas indispensable.

Cette liste vous permet de réfléchir à vos besoins et à la manière d'accueillir matériellement votre bébé les premières semaines, nous ne vous incitons pas à tout acheter ! Certaines familles se contenteront avec bonheur du minimum, alors que d'autres se sentiront rassurées d'avoir le maximum de choses adaptées...

Faisons simple et pratique. Quelle que soit la place dont vous disposez, il faut dédier deux endroits à bébé au minimum :

- **le lit** : loin des courants d'air, des radiateurs, sans rien de lourd accroché au-dessus (cadres, décorations). Dans une pièce sans humidité, aérée, température idéale de 19 °C.

- **la table à langer** : un espace sécurisé qui ne risque pas de s'effondrer (la table sur tréteaux est une mauvaise idée par exemple) avec un petit matelas confortable dans la chambre où dort bébé ou dans la salle de bains. Les deux lieux ont leurs avantages et leurs inconvénients : dans la salle de bains, on est proche d'un point d'eau, c'est super au moment du bain, mais moins sympa la nuit. Et vice-versa… Si vous n'avez pas assez de place chez vous, organisez une table à langer amovible avec un matelas à poser sur votre lit et une corbeille avec le nécessaire.

Pour le lit et la table à langer, fiez-vous aux normes de sécurité car il vaut mieux faire des économies sur d'autres postes. Et dernier détail d'importance, on fixe la table à langer au mur.

POUR LE DODO :

- **1 lit à barreaux :** on peut commencer avec un berceau, un couffin ou utiliser la nacelle de la poussette, mais très vite, le lit (120 cm sur 60) est indispensable, car bébé bouge beaucoup. Pensez à vérifier que votre lit est aux normes si vous récupérez un berceau de famille, par exemple (entre 4,5 cm et 6,5 cm d'espacement ente les barreaux). Le matelas doit être ferme.
- **2 alèses :** à compléter plus tard si bébé est un régurgiteur…
- **3 draps housses :** car c'est toujours la même nuit qu'il vomit et qu'il fait déborder sa couche, mais pas au même moment…
- **2 turbulettes** (aussi appelées gigoteuses).
- **1 veilleuse** (pour vous). En pleine nuit, c'est bien d'y voir un peu clair pour aller remettre une tétine ou pour vérifier discrètement que bébé dort bien, car vous le ferez, c'est obligé…

POUR L'AVENTURE :

- **1 poussette avec cosy** qui permet de faire siège-bébé en voiture jusqu'à presque 1 an suivant le poids de votre bébé.
- **1 manteau de pluie** pour la poussette.
- **1 ombrelle.**
- **1 couverture polaire** qui servira à tout !
- **1 sac à langer :** qui s'adapte sur la poussette, c'est mieux.
- **1 lit pliant :** le plus léger possible, conseil d'amie…
- **1 porte-bébé ou une écharpe de portage** pour les balades !

POUR LE STYLE (EN TAILLE 1 MOIS) :

- **7 pyjamas :** un par jour sur une semaine mais en général, on en utilise deux quotidiennement…
- **7 bodys :** manches courtes en été, manches longues en hiver.

- **4 petits gilets.**
- **2 ou 3 bonnets en coton.**
- **2 ou 3 tenues** mignonnes et confortables pour ses premières sorties.
- **une combi-pilote** si votre bébé naît à la saison froide.

POUR LE REPAS :

- **4 à 6 biberons** : même pour les mamans qui allaitent, comme ça le papa peut partager le plaisir plus tard quand elle tirera son lait !
- **1 chauffe-biberon** : attendez de voir si votre enfant boit son lait tiède ou à température ambiante.
- **1 tire-lait** pour les mamans qui allaitent, évidemment...
- **1 coussin d'allaitement.**
- **1 fauteuil** pour nourrir son enfant en journée ou mieux, un rocking-chair !

POUR LE BAIN ET LES SOINS :

- **1 table à langer.**
- **1 matelas à langer.**
- **2 housses de matelas** (en éponge, elles sont très agréables).
- **2 sorties de bain** (les serviettes classiques sont très bien aussi !).
- **1 poubelle** qui ferme bien... No comment !
- **1 petite baignoire ou un transat de bain** (on peut également faire sans).
- **1 thermomètre pour l'eau.**
- **1 thermomètre corporel.**

POUR LE JEU :

- **1 tapis d'éveil**, si possible avec arche.
- **1 mobile** pour la table à langer et/ou le lit.
- **1 coffre** pour ranger les nounours et jouets.

HORS CATÉGORIE :

- **1 transat ou un pouf** pour installer votre bébé durant la journée.
- **1 jeu de langes lavables** qui vous servira à tout !
- **1 livre de naissance** : à remplir dès que vous le pouvez.
- **1 armoire avec penderie.**

→ Dernier shopping avant la naissance

Pour être zen au retour de la maternité, il est plus confortable d'avoir organisé matériellement votre maison et avoir fait quelques courses pour ce qui concerne les soins de bébé. En même temps que la valise maternité, nous vous conseillons de boucler ces derniers achats 6 semaines avant la naissance prévue, histoire de ne pas courir en sortant de la maternité.

- 1 ou 2 paquets de couches naissance si on vous annonce un bébé « standard » ou taille 1 si on vous annonce un bébé plus gros que la moyenne.
- 1 bouteille de liniment oléocalcaire ou des lingettes pour nettoyer ses fesses. Nous vous conseillons le liniment (mélange d'huile et d'eau de chaux) qui permet de nettoyer les fesses des bébés en douceur, sans irritation en laissant un film hydratant sur la peau. Vous pouvez l'utiliser notamment pour masser votre bébé.
- 1 sac de grands carrés de coton pour le liniment.
- 1 sac de petits carrés de coton pour le nettoyage du nez.
- 1 grosse boîte de sérum physiologique.
- 1 boîte de compresses pour nettoyer les yeux et le cordon.
- 1 petite bouteille de solution antiseptique pour nettoyer le cordon.
- 1 savon liquide doux corps et cheveux (de préférence bio et sans paraben).

→ **Notes**

acte 6

L'accouchement

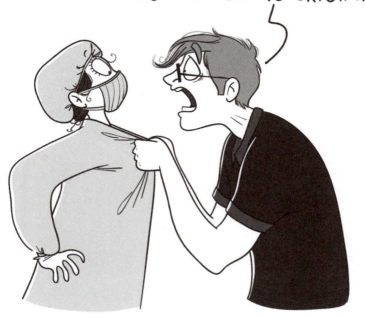

Ouverture

Qui dit grossesse dit accouchement... Comment s'y préparer au mieux, comment appréhender cet événement qui fait peur, comment démêler le vrai du faux... Tout d'abord en repensant aux milliards de femmes qui ont accouché avant vous (ok, ça n'aide pas forcément de penser à ça mais bon, c'est un fait), et en lisant attentivement les pages qui suivent.
Bon courage.

▶ La préparation

Imaginez que l'accouchement est une compétition sportive. Que fait-on avant une compétition sportive ? On s'entraîne, on se prépare, on se renseigne sur les adversaires, on s'échauffe… Votre accouchement mérite une préparation et que vous lui accordiez du temps. Plus vous serez préparée, plus votre accouchement vous appartiendra et plus vous serez efficace.

Quelles sont les différentes méthodes de préparation à l'accouchement ? T2 T3

Il existe toute une palette de méthodes de préparation à l'accouchement. Ces cours de préparation ne sont pas obligatoires, mais nous vous les conseillons fortement, tout spécialement si c'est votre premier bébé. Ces cours vous donnent l'occasion de poser toutes les questions qui vous passent par la tête (et elles sont nombreuses, on le sait) et de vous projeter dans votre accouchement et dans votre rôle de mère. Il s'agit véritablement d'une préparation, un peu comme un entraînement sportif avant une compétition. Suivant les cas, le papa est le bienvenu ou non.

La préparation classique : c'est la plus connue, la plus courante. Elle se déroule à la maternité ou en cabinet libéral avec une sage-femme et en groupes (renseignez-vous sur le nombre de personnes) ce qui permet aux mamans de pouvoir échanger et de se retrouver un peu dans l'expérience des autres. La sage-femme va vous donner de précieux conseils concernant l'accouchement, la gestion de la douleur, la respiration, l'accueil du bébé, les premiers soins, l'allaitement, le matériel de puériculture… Vous allez également pouvoir vous concentrer sur vos sensations en pratiquant quelques exercices en douceur.

L'haptonomie : la présence du papa est indispensable à toutes les séances puisqu'il s'agit d'établir un contact entre la maman, le bébé et le papa pour développer les liens affectifs. Le papa sollicite doucement l'enfant en posant sa main sur le ventre de la maman et s'ensuit un jeu entre les parents et le bébé qui se promène sous les caresses. Le jeu peut se poursuivre à la maison. L'haptonomie permet de se préparer à la naissance avec des conseils donnés par la sage-femme ou le médecin pour gérer la douleur et pour envisager l'arrivée de bébé de manière accueillante. Cette préparation débute vers la fin du premier trimestre, s'étale sur le temps de la grossesse et peut se poursuivre après la naissance...

Le yoga : Le yoga va solliciter votre esprit, mais également votre corps, car il faudra réaliser des postures tout en effectuant un travail exigeant sur la respiration. Cette préparation pourra vous apporter un vrai bien-être et alléger certains maux tout en vous apprenant à vous concentrer, faculté bien utile lors de votre accouchement. Le yoga vous permettra de mieux prendre conscience de votre corps, notamment de votre périnée.

La sophrologie : si vous êtes du genre angoissée, la sophrologie couplée à la relaxation est pour vous ! Il s'agit de chercher l'équilibre entre votre corps et votre esprit, de vous focaliser, de vous permettre de vous relaxer et de visualiser votre accouchement. Le pouvoir d'anticipation de la visualisation peut être très bénéfique pour les mamans stressées. La sophrologie peut être effectuée par une sage-femme ou un médecin sophrologue.

Le chant prénatal : détente et sourire, voilà bien souvent le programme du chant prénatal ! Cette méthode vous permet de travailler en profondeur votre respiration et de vous détendre en stimulant votre diaphragme. On vous apprendra des sons qui vous seront utiles le jour de l'accouchement afin d'aider à la dilatation, de vous déstresser, etc. Même si vous n'avez jamais chanté, n'hésitez pas à essayer si l'expérience vous tente.

La préparation en piscine : voilà une préparation effectuée tout en douceur et par laquelle vous vous sentirez légère, portée par l'eau (et ça fait du bien de temps en temps !). L'intérêt d'un travail en piscine est double : il vous relaxe pendant la grossesse et vous maintient en forme pour le jour J. Vous apprécierez particulièrement si vous avez les jambes lourdes. Les séances sont dispensées par une sage-femme ou un maître-nageur spécialisé, ce qui donne l'occasion de parler et d'échanger autour de la grossesse et de l'accouchement.

Comment sont remboursés les cours de préparation à l'accouchement ? T2 T3

Huit cours de préparation à l'accouchement avec une sage-femme ou un médecin sont remboursés à 100 % dans la limite des tarifs de base de l'assurance maladie. En gros, demandez à la personne que vous choisissez si elle pratique des dépassements. Si oui, voyez avec votre mutuelle si vous pouvez obtenir un petit complément (mais attention, les cours de « préparation à la naissance et à la parentalité » – dénomination officielle – pris en charge par la CPAM ne concernent que les cours dispensés par les sages-femmes ou les médecins).

> **L'AVIS DE** la sage-femme
>
> Ces huit cours comprennent un entretien prénatal individuel (si possible vers 4 mois, mais il peut être fait plus tard, notamment si vous avez plein de questions personnelles que vous ne voulez pas aborder dans un groupe) et sept cours ; ou bien 8 cours, si vous ne ressentez pas le besoin d'un entretien prénatal.

Puis-je poser toutes les questions à ma sage-femme ? T2 T3

Oui, oui, 1 000 fois oui ! N'hésitez pas, posez toutes les questions qui vous trottent dans la tête. Surtout celles qui vous semblent les plus idiotes, car ce sont celles qui risquent de vous angoisser le plus.

Faut-il s'épiler le maillot entièrement avant l'accouchement ? T3

Cela arrive de moins en moins mais certaines sages-femmes « à l'ancienne » rasent entièrement le pubis, gloups. Il arrive aussi qu'elles aient besoin de raser la zone de l'épisiotomie ou de la césarienne. Je vous laisse imaginer les dégâts et l'inconfort de la repousse ensuite. L'épilation intégrale n'est pas utile avant l'accouchement, mais cela sera plus confortable si vous échancrez votre maillot et que vous arrivez épilée de près le jour de l'accouchement. Quoi qu'il en soit, si vous n'êtes pas épilée, n'ayez pas peur du regard de l'équipe médicale, ils sont occupés à bien d'autres choses !

Suis-je obligée d'accoucher sur le dos, les pieds sur les étriers ? T2

Non, cette position n'est d'ailleurs pas du tout pratique pour pousser efficacement et pas du tout physiologique. Simplement, c'est la seule position pratique si l'obstétricien a besoin d'intervenir en urgence et il y a de grandes chances pour que l'on vous installe ainsi en salle de naissance. Renseignez-vous sur la politique de votre maternité en ce qui concerne les positions d'accouchement. À vous de chercher la position qui va vous convenir : sur le côté, accroupie, à quatre pattes, assise, le buste redressé... C'est durant les cours de préparation que vous devez faire cette recherche avec votre sage-femme. Si jamais la position trouvée ne vous convient pas le jour J, continuez à chercher pour être confortablement installée et efficace. Si vous souhaitez une péridurale, celle-ci peut vous empêcher de prendre certaines positions.

Comment se passe le suivi en cas de dépassement de terme ? T3

Si vous dépassez votre terme, vous serez convoquée tous les 2 jours pour un monitoring et d'autres examens légers. On vous fera éventuellement passer une échographie pour vérifier si la quantité de liquide amniotique est suffisante ou on regardera la couleur du liquide pour voir s'il n'est pas teinté. Cela dépend des maternités mais, en France, le dépassement de terme est compris entre 0 et 6 jours. L'acupuncture peut être recommandée afin de lancer votre accouchement en cas de dépassement de terme.

Peut-on demander un déclenchement ? T3

Vous pouvez demander un déclenchement dit « de convenance », mais il y a peu de chances qu'il soit accepté sans raison médicale valable. Si le papa doit partir en voyage à quelques jours du terme ou si vous ne supportez plus d'être enceinte et que vous souffrez physiquement et mentalement, l'équipe peut éventuellement étudier votre situation. Il faut savoir qu'un déclenchement augmente le risque de césarienne et risque d'être plus douloureux qu'un travail spontané.

Peut-on demander une césarienne programmée ? T3

Demander une césarienne sans raison médicale, soit une césarienne de convenance, doit être motivé par d'excellentes raisons. Le simple fait de dire « j'ai peur d'avoir mal » n'en est pas une. Il peut s'agir d'une raison psychologique, du souvenir traumatisant d'un accouchement précédent... Attention, la césarienne peut sembler pratique et rapide (on ouvre et hop, on sort le bébé), mais il s'agit d'une intervention chirurgicale avec des risques inhérents, et un temps de récupération plus long (risque d'hémorragie, douleurs post-opératoires) que lors d'un accouchement par voie basse.

> **L'AVIS DE** la sage-femme
>
> Vous allez vous retrouver avec une cicatrice 3 fois plus grande que dans le cas d'une opération de l'appendicite, et pas vraiment de convalescence après, puisque vous n'aurez que peu de possibilité de vous reposer une fois rentrée à la maison. Donc la césarienne de convenance est une fausse bonne idée...

C'est quoi le bouchon muqueux ?

Vous voyez une limace... C'est un amas de glaires visqueuses qui fait bouchon dans le col de l'utérus. Sa consistance est gélatineuse et son apparence transparente. Il peut présenter des paillettes de sang séché. Il sert à colmater le col de l'utérus pour que les germes ne remontent pas. Il s'agit d'une deuxième protection contre les infections, la première – et la plus importante – étant la poche des eaux.

Comment perd-on le bouchon muqueux ?

Vous pouvez le perdre en une seule fois ou en plusieurs morceaux, l'abondance est variable. Sous l'effet des contractions utérines, le col libère une partie ou tout le bouchon. Cela veut dire que le col se modifie et que votre corps se prépare à accoucher. Si vous perdez le bouchon lors du dernier mois, c'est tout à fait normal. Ce n'est pas un motif de consultation en urgence et ce n'est pas le signe d'un accouchement imminent. Vous pouvez accoucher plusieurs jours après l'avoir perdu (mais également dans la foulée). Le bébé reste protégé par la poche amniotique et ne risque rien. Beaucoup de femmes ne verront jamais leur bouchon muqueux (on s'en passe très bien, d'ailleurs).

La pleine lune a-t-elle une influence sur les naissances ?

La croyance semble répandue : il y aurait plus de naissances les jours de pleine lune ainsi que les 3 jours avant et après. Et bien, en fait, non. Il ne semble pas y avoir plus de naissances ces jours que les autres. Dommage, c'est une jolie légende.

> **L'AVIS DE** la sage-femme
>
> Nous constatons qu'il y a plus de va-et-vient aux urgences de la maternité les 3 jours avant/3 jours après, mais pas forcément plus d'accouchements.

Qu'est-ce qu'un décollement des membranes ? T3

Si votre bébé traîne un peu à l'approche du terme, ou après, et que votre col est ouvert à 1 ou 2 cm de diamètre, on peut vous proposer un décollement des membranes pour éviter le déclenchement. Il s'agit de décoller le bas de la poche des eaux du col de l'utérus manuellement en passant un doigt entre les membranes (c'est-à-dire la poche des eaux) et le col. À ce stade de la grossesse, toute stimulation du col de l'utérus comme celle-ci entraîne généralement des contractions dans les heures qui suivent, et peut entraîner le déclenchement du travail, ou pas. Le décollement des membranes peut-être douloureux et vous faire saigner un peu ensuite. C'est une technique ni fiable à 100 %, ni très officielle.

▶ Le moment de partir à la maternité

C'est l'un des plus grands stress des futures mamans : comment vais-je savoir si c'est LE moment ?

Comment savoir que le travail a commencé ? T3

À l'approche du terme, vous pouvez avoir des contractions anarchiques. Elles sont irrégulières au niveau de la durée, de la fréquence et de la douleur, c'est normal. À l'approche de l'accouchement, elles vont se régulariser. Pour un premier enfant, des contractions d'intensité croissante et qui se rapprochent (espacées de 3 à 7 minutes), doivent faire penser à un début de travail. Chez certaines, les contractions s'enchaîneront de manière régulière, chez d'autres, non. Si la douleur disparaît à la prise d'un antispasmodique ou d'un bain, c'est une fausse alerte.

> **L'AVIS DE** la sage-femme
>
> Pour un premier accouchement, partez quand cela fait au moins 2 heures que vous avez des contractions « intenses » (c'est-à-dire fortes, mais supportables) toutes les 5 à 10 minutes. Mais vous pouvez attendre un peu plus longtemps si vous vous sentez en confiance, que la maternité n'est pas trop loin, et que vous n'avez pas perdu les eaux. Si elles commencent à devenir difficiles à supporter et/ou intenses et espacées de moins de 5 minutes, il faut y aller.
>
> La douleur est subjective et chaque femme a ses limites. Si vous avez le sentiment que vous serez mieux à l'hôpital avec un encadrement médical, filez à la maternité ! Pour une deuxième grossesse ou plus, le temps est réduit car le corps est préparé, le col et l'utérus sont plus réactifs, le travail est plus efficace donc plus rapide. Faites-vous confiance. Écoutez ce que votre corps vous dit. Si vous voulez patienter un peu, relaxez-vous dans un bain, concentrez-vous sur votre respiration et surveillez l'évolution. Partez vers la maternité si vous avez la sensation que le bébé descend dans le ventre ou que vous passez un cap au niveau de la douleur.
>
> Plus rare, mais ça arrive : si, dans l'histoire de votre famille, toutes les femmes ont tendance à accoucher vite dès le 1er enfant (en 3-4 heures), partez dès que les contractions deviennent plus fortes et se rapprochent (toutes les 5-10 minutes).

Que faire si je perds les eaux ?

Quels que soient le terme et la quantité d'eau perdue, partez le plus rapidement possible à la maternité, car le bébé n'est plus protégé des infections. N'attendez pas plus de 2 heures. Vous pouvez perdre beaucoup d'eau d'un seul coup, mais aussi n'avoir qu'un filet d'eau qui coule.

Quelles sont les dernières choses à faire avant de partir à la maternité ? T3

Si le travail est lancé, préparez-vous tranquillement, fermez votre valise, vérifiez vos papiers (surtout vos papiers d'admission). Si vous en avez envie, prenez une petite douche ou un bain pour calmer les douleurs, si l'accouchement s'éternise un peu, vous serez contente d'être d'arrivée lavée de frais à la maternité ! Mangez un morceau avant de partir, un bon plat de pâtes par exemple afin de faire le plein de carburant, car une fois en salle de travail (et même avant), on ne vous laisse pas manger ou boire au cas où il faille aller en salle d'opération. Si vous vous sentez barbouillée à cause des contractions, grignotez quelques fruits secs ou buvez une boisson sucrée avec du miel pour vous donner de l'énergie pour l'accouchement. Lavez-vous les dents, regardez une dernière fois cet endroit, vous y reviendrez votre bébé dans les bras. Respirez un grand coup et… Go !

Comment se rendre à la maternité ? T3

À pied si la maternité se trouve sur le trottoir d'en face ou pas à plus de 15 minutes, que le trajet vous est familier et que vous vous sentez capable de le faire à pied, car, sur un long trajet, vous prenez le risque de voir vos contractions s'amplifier et de vous retrouver paralysée par la douleur.

En voiture, si c'est une autre personne qui conduit.

En taxi, sans le prévenir que c'est pour un accouchement, cela fait un peu peur aux taxis d'avoir une femme qui risque de perdre les eaux sur leur banquette arrière ou de devoir jouer la sage-femme dans leur outil de travail ! Mais comme 80 % des femmes ne perdront les eaux qu'une fois arrivées à la maternité, il y a peu de chance que ça se produise dans le taxi.

En ambulance. Pensez à noter quelques numéros d'ambulances ou de taxis de votre coin et gardez-les à portée de main.

Et si vous sentez que la situation vous échappe, que ça se met à aller de plus en plus vite, appelez le 15 : le médecin régulateur du Samu vous enverra, selon l'urgence, ambulance, pompiers ou véhicule du Samu. Mais attention, si vous êtes prise en charge, on vous amènera à la maternité la plus proche de chez vous, même si vous n'y êtes pas suivie.

▶ Avant l'accouchement

Vous voilà dans le vestiaire, juste avant la compétition...

Dans quels cas déclenche-t-on un accouchement ? T3
Le déclenchement est mis en route s'il y a une pathologie maternelle avec un danger pour la maman ou le bébé par décision de l'obstétricien. On peut aussi vous déclencher si vous dépassez le terme.

Comment se passe un déclenchement ? T3
Il s'agit de déclencher chimiquement votre accouchement par voie basse.

> **L'AVIS DE** la sage-femme
>
> On commence par effectuer un monitoring pour vérifier si le bébé va bien et on examine le col pour voir s'il a besoin de maturation. Si le col n'est pas favorable, on cherche à le maturer en appliquant un gel, un tampon ou des comprimés dans le vagin ou sur le col de l'utérus. Une fois que les conditions locales du col sont favorables, on va vous poser la péridurale, mettre une perfusion d'ocytocine (l'hormone qui déclenche les contractions) et on va percer la poche des eaux dès que possible. Une fois un déclenchement lancé, on ne revient normalement pas en arrière, l'accouchement aura lieu à la suite. En cas d'échec par voie basse, il y aura une césarienne. Cela peut aller jusqu'à 48 heures pour un premier enfant, mais dans la majorité des cas, cela prend moins de 24 heures.

Vais-je perdre les eaux ? T3
La perte des eaux n'est pas systématique. Si le travail est en cours, il ne faut pas attendre que la poche perce pour se rendre à la maternité. Une fois sur place, si la poche ne s'est pas rompue avant, c'est la sage-femme qui percera la poche de manière artificielle en salle d'accouchement, une fois la péridurale posée si péridurale il y a. Ce n'est pas un acte douloureux et il n'y a aucun danger pour le bébé. Vous ne vous en rendrez peut-être même pas compte.

> **L'AVIS DE** la sage-femme
>
> En revanche, les contractions sont ressenties beaucoup plus fortement dès que la poche des eaux est rompue.

Il paraît qu'on peut avoir des contractions « par les reins » ?

Suivant la manière dont la tête du bébé est engagée, vous pouvez en effet ressentir les contractions dans le dos.

Comment accélérer la dilatation ? T3

Plus vite, plus vite, plus vite !

> **L'AVIS DE** la sage-femme
>
> Tant que vous vous en sentez capable et que la douleur n'est pas trop pénible, gardez votre liberté de mouvement, continuez à marcher, vous asseoir et/ou vous balancer sur les gros ballons (si la maternité en est équipée), ou bien prenez un bain (si baignoire il y a). Ne restez pas immobilisée sur un lit si la situation ne l'exige pas, car le travail d'accouchement est un processus dynamique qui a besoin de mouvement pour avancer naturellement, pas d'immobilité. À un moment, vous ressentirez le besoin de vous poser, de vous asseoir sur le lit ou de vous allonger. Ce sera le bon moment pour le faire.

Va-t-on me mettre une perfusion ? T3

Oui. Elle est même obligatoire en cas de péridurale.

> **L'AVIS DE** la sage-femme
>
> Poser une perfusion est quasiment systématique car cela permet d'avoir ce que l'on appelle dans notre jargon « une voie d'abord », c'est-à-dire un passage tout prêt vers une veine au cas où on aurait besoin d'administrer certains médicaments en urgence.

L'AVIS DE la gynécologue-obstétricienne

Elle permet, en cas d'extrême urgence, de pouvoir vous apporter les solutés nécessaires voire des culots globulaires. Sans penser aux cas graves, elle permet de vous hydrater, de passer tous les médicaments nécessaires si besoin (antibiotiques, ocytocine, antipyrétique, antalgique, anti-nauséeux, morphine et autres, en cas de passage au bloc pour une césarienne en urgence).

La péridurale, c'est quoi ?

C'est une analgésie locale qui va vous permettre de ne plus souffrir des douleurs des contractions, mais de sentir tout de même l'arrivée de votre bébé, si elle est parfaitement dosée. Toutes les péridurales ne sont pas parfaites, même si l'anesthésiste fera toujours son possible pour qu'elle le soit : certaines sont trop fortes, ou trop légères, d'autres soulagent d'un côté mais pas de l'autre, parfois il faut recommencer 2 ou 3 fois avant que ça marche, etc. C'est un progrès fabuleux, mais avec parfois des ratés. En général, on demande au papa de sortir. Une sage-femme ou une aide-soignante restera à vos côtés pendant la pose afin de vous rassurer et de vous prendre dans ses bras pour vous aider à adopter la bonne position le temps que l'anesthésiste fasse son travail.

L'AVIS DE l'anesthésiste

Il s'agit d'anesthésier les racines nerveuses qui innervent l'utérus pour amoindrir le ressenti de la douleur liée aux contractions. Avec une grande aiguille, l'anesthésiste va injecter des anesthésiques locaux, un peu comme chez le dentiste, dans l'espace péridural, juste à côté des fameuses racines nerveuses. Il utilise une aiguille effectivement un peu longue pour atteindre cet espace péridural. Celle-ci permet aussi de glisser un cathéter (ou tuyau) qui est laissé dans l'espace péridural pour effectuer des injections continues d'anesthésiques locaux pendant toute la période nécessaire. Lorsqu'il y a une présentation en siège, une grossesse multiple, de l'hypertension artérielle ou un déclenchement par exemple, la péridurale est toute indiquée. Il y a de plus en plus de péridurales en France (70 % des accouchements en moyenne).

La péridurale, ça fait mal ? T3

Chacune a son ressenti et le seuil de douleur n'est pas le même pour tout le monde.

L'AVIS DE l'anesthésiste

Oui et non… D'abord l'anesthésie locale de la peau peut piquer un peu lors de la piqûre et de l'injection du produit. La péridurale ne fait pas forcément mal, mais elle peut être ressentie comme inconfortable. Si elle vous fait mal, il ne faut pas bouger et prévenir l'anesthésiste. Sachez que les contractions sont souvent plus douloureuses que la pose de la péridurale. Ce qui est difficile, c'est de maintenir la position avec le dos rond, enroulé autour du ventre, qui n'est absolument pas naturelle à ce terme de grossesse et encore moins lors des contractions. Pour autant, ceci est capital, car l'anesthésiste essaie de passer entre vos vertèbres pour atteindre l'espace péridural. Ainsi, plus vous maintiendrez la position, meilleur sera l'accès à l'espace péridural et plus vite la péridurale sera posée.

À quel moment puis-je demander la péridurale ? T3

Vous pouvez la demander à n'importe quel moment, mais on ne peut pas la poser dans les minutes qui suivent votre demande. Il faut être en travail, c'est-à-dire que les contractions utérines doivent entraîner une modification du col utérin. Essayez de gérer votre douleur au maximum, mais n'hésitez pas à signaler quand vous trouvez cela au-dessus de vos forces.

L'AVIS DE l'anesthésiste

Effectivement, il faut que le travail ait débuté, c'est la sage-femme qui va donner le feu vert. Ensuite, dès que vous la demandez, la péridurale peut être posée. Cela ne veut pas dire que vous serez soulagée immédiatement, même si c'est votre souhait. Il faut que l'anesthésiste soit disponible, or il est parfois sur une urgence (césarienne, par exemple), ensuite il faut un certain temps pour préparer le matériel stérile, poser la péridurale et que les anesthésiques locaux fassent effet : soit environ 30 minutes (au mieux) entre votre demande et les effets salvateurs de la péridurale. Si le travail est trop avancé parfois, on ne peut pas poser la péridurale, car vos contractions sont trop rapprochées ou trop intenses. Dans d'autres cas, le cathéter de péridurale aura pu être mis en place, mais les médicaments n'auront pas le temps de vous soulager.

L'AVIS DE la sage-femme

C'est peut-être une bonne question à poser lors du rendez-vous d'anesthésie : « jusqu'à quand peut-on demander la péridurale ? ». Dans toutes les maternités, l'anesthésiste pourra poser la péridurale jusqu'à 8 cm d'ouverture du col de l'utérus, mais certaines permettent la pose jusqu'au dernier moment. Il est important là aussi d'en parler avec la sage-femme de l'accouchement : elle peut vous dire à quelle ouverture de col vous en êtes et vous conseiller.

Puis-je refuser la péridurale ? [T3]

C'est votre droit le plus total. Vous pouvez aussi la demander pendant le travail alors que vous ne la souhaitiez pas en arrivant à la maternité. Simplement, si vous êtes trop avancée, l'équipe médicale ne pourra peut-être pas répondre à votre demande. Vous pouvez également la refuser alors que vous la vouliez, si vous voyez que vous gérez bien la douleur. À vous de voir.

L'AVIS DE l'anesthésiste

La consultation d'anesthésie obligatoire a pour objectif de vous évaluer sur le plan anesthésique et de vous informer sur les techniques anesthésiques. Vous pouvez effectivement émettre un avis à ce moment-là, mais il n'a rien de définitif.

Puis-je bénéficier de la péridurale si j'ai un tatouage dans le dos ? [T3]

En général, on dit qu'il s'agit d'une contre-indication à la péridurale.

L'AVIS DE l'anesthésiste

Le risque théorique est d'entraîner des pigments de l'encre du tatouage dans l'espace péridural et d'avoir ensuite des complications. Dans la pratique, on fait en sorte de piquer une zone non tatouée ou bien de rechercher la meilleure solution pour la patiente.

Quels sont les risques d'une péridurale ? T3

La péridurale est une pratique peu dangereuse mais, comme tout acte médical, elle comporte sa part de risques, d'autant plus que c'est un geste certes bien maîtrisé, mais tout de même invasif.

> **L'AVIS DE** l'anesthésiste
>
> Les risques encourus sont inférieurs à celui de se faire renverser par une voiture en traversant la rue (1 %), alors que les complications non mortelles de la péridurale sont d'environ 1/1000 ! Les risques potentiels sont les suivants :
>
> - infectieux, c'est pourquoi une péridurale est effectuée dans des conditions d'asepsie chirurgicale et en dehors d'épisodes infectieux. Ceci explique aussi que l'on ne posera pas de péridurale chez une patiente qui a de la fièvre ;
> - hémorragique, un hématome post-ponction localisé près des racines nerveuses peut entraîner des troubles sensitifs, des fourmillements ou un déficit moteur qui théoriquement peut aller jusqu'à la paralysie. C'est pourquoi un bilan de coagulation récent est indispensable avant la pose d'une péridurale.
> - brèches méningées lors de la pose de la péridurale, l'aiguille peut faire un trou dans les méninges qui entourent les racines nerveuses. De ce trou s'écoule alors du liquide à l'origine de maux de tête après l'accouchement.
>
> Gardons en tête que ces risques, s'ils existent, sont extrêmement minces. Plus classiquement, la patiente peut avoir mal au dos, car l'anesthésie ayant soulagé sa douleur, elle a pu rester dans une position très inconfortable sans ressentir de gêne.

Si je la trouve trop dosée ou pas assez, puis-je demander un ajustement ? 🔳

N'hésitez pas à signaler que vous avez la sensation de ne plus rien sentir. Mieux vaut sentir un peu ce qu'il se passe (sans avoir mal) pour être active et efficace au moment de la poussée. Dans certaines maternités, vous avez une pompe à disposition, en appuyant dessus vous augmentez la dose injectée lorsque la douleur se fait ressentir.

> **L'AVIS DE** l'anesthésiste
>
> Ces pompes délivrent en continu les anesthésiques locaux afin de vous soulager et vous avez la possibilité d'effectuer des injections supplémentaires si le besoin s'en fait sentir. Il faut savoir que les médicaments mettent environ 15 minutes pour produire leur effet. Si vous appuyez toutes les 30 secondes, il n'y a pas de risque de surdose, car les pompes sont réglées avec des sécurités. L'objectif est d'être soulagée de ses douleurs, mais aussi de sentir son abdomen se contracter lors des contractions et vous êtes la mieux placée pour évaluer vos besoins.

▶ Pendant l'accouchement

Voilà le moment intense, la réalisation de vos 9 mois de grossesse...

Qui sera dans la salle le jour de l'accouchement ? 🔳 ♦

À l'hôpital, une sage-femme accompagnée d'une infirmière prendra votre accouchement en main. Elle pourra être accompagnée d'un(e) étudiant(e) sage-femme. En cas de nécessité médicale, un médecin pourra être amené à intervenir. À la clinique, c'est un obstétricien qui supervisera votre accouchement.

De votre côté, vous pouvez être accompagnée d'une personne, le papa ou une personne de confiance si vous préférez ou si le papa ne se sent pas capable d'assister à l'accouchement.

L'épisiotomie, c'est quoi exactement ? T3

Vos copines en gardent un mauvais souvenir et vous ont un peu effrayée… Il est rassurant de savoir que les épisiotomies sont de moins en moins pratiquées. Le taux d'épisiotomie est actuellement de 30 % en France. Certains services plus sensibilisés sur le sujet affichent 15 à 20 % d'épisiotomies.

> **L'AVIS DE** la gynécologue-obstétricienne
>
> Il s'agit d'une incision de la peau, de la graisse et des muscles du périnée qui va du bas de la vulve et se dirige en bas et à droite (ou à gauche, en oblique en fait) sur environ 4 à 5 cm. En interne, on coupe également la paroi du vagin. L'idée était d'éviter une déchirure spontanée grave du muscle pendant l'accouchement. Cette incision se fait sur 5 centimètres en moyenne. Elle se fait le plus souvent sous péridurale ou anesthésie locale. La couture de réparation est effectuée par la sage-femme ou l'obstétricien qui a pratiqué l'incision.

Dans quels cas fait-on une épisiotomie ?

Jusqu'à il y a encore quelques années, la principale raison était d'éviter les déchirures spontanées. On pensait qu'il valait mieux une incision facile à réparer qu'une déchirure. On pratiquait également l'épisiotomie pour gagner du temps, même s'il n'y avait pas d'urgence vitale pour le bébé. On pensait également que si on évitait une lésion importante, la femme serait moins exposée plus tard aux fuites urinaires et à la descente d'organes. Depuis, les avis ont évolué. Il y a cependant des situations où l'épisiotomie est nécessaire, en particulier quand on utilise des forceps, une ventouse ou des spatules ou si l'orientation de la tête du bébé n'est pas idéale : en gros, si le bébé est en souffrance et qu'il faut le sortir rapidement.

> **L'AVIS DE** la sage-femme
>
> On s'est aperçu que la cicatrice n'est pas forcément plus réussie et moins douloureuse que lors d'une déchirure. Parfois les déchirures spontanées sont même moins douloureuses notamment lors de la reprise des rapports sexuels. L'épisiotomie n'évite pas forcément les déchirures graves. De même, il n'a pas été noté de différences concernant les fuites urinaires et l'intérêt de l'épisiotomie à long terme.

Une césarienne, c'est quoi ? 🔲

C'est une intervention chirurgicale. L'obstétricien va inciser votre utérus pour faire sortir le bébé. Il se passe moins de 10 minutes entre l'incision et la naissance de l'enfant. Il faut ensuite recoudre. Cela peut prendre 30 à 60 minutes ou plus, si l'utérus est déjà cicatriciel. Pour plus d'informations, vous pouvez également consulter le site www.cesarine.org

> **L'AVIS DE** la gynécologue-obstétricienne
>
> Il y a différents cas de figure qui nécessitent une césarienne. Il y a les césariennes programmées si l'accouchement par voie basse est dangereux (le bassin de la maman est pathologique, le bébé n'est pas dans une bonne position, l'utérus a déjà subi au moins deux interventions, etc.). Il y a ensuite les césariennes en urgence qui peuvent intervenir pendant le travail si on suspecte des souffrances fœtales, ou bien en cours de grossesse, s'il y a un risque pour le pronostic vital maternel ou fœtal.

Mon compagnon peut-il rester en cas de césarienne ? 🔲

En général : non, même si cela se fait de plus en plus. Certaines maternités n'acceptent pas la présence du papa surtout lors d'une césarienne réalisée en urgence. Si la césarienne est programmée, cela semble plus faisable. Dans les deux cas, vous pouvez toujours poser la question.

Quelle anesthésie vais-je avoir en cas de césarienne ? 🔲

En règle générale, les médecins font tout pour que la maman reste réveillée et voit son bébé à la naissance.

> **L'AVIS DE** l'anesthésiste
>
> L'anesthésie standard pour la césarienne est la rachianesthésie. Il s'agit d'une piqûre dans le dos, comme la péridurale, mais avec une aiguille bien plus fine pour injecter des anesthésiques locaux qui permettent d'anesthésier les membres inférieurs et l'abdomen. Elle est effectuée pour toutes les césariennes programmées. Pour une césarienne en urgence, si une péridurale est déjà posée, il suffit de réinjecter des

anesthésiques locaux en grande quantité, sinon on fait une rachianesthésie. En cas d'urgence vitale immédiate, on réalise une anesthésie générale.

Je ne risque pas de faire pipi, caca ou d'avoir des gaz pendant la poussée ? T3

Si, effectivement, cela peut arriver. Cependant, ne vous focalisez surtout pas là-dessus ! Le personnel médical est habitué, cela fait partie des accouchements et personne ne s'en formalisera. D'ailleurs vous ne vous en rendrez certainement pas compte, ni votre compagnon d'ailleurs, rassurez-vous !

> **L'AVIS DE** la sage-femme
>
> Si cela vous tranquillise, vous pouvez – chez vous – utiliser un suppositoire ou faire un lavement pour vider le rectum avant de partir à la maternité.

→ La valise maternité

C'est un peu le casse-tête de la future maman. Je vous propose ici une liste complète de ce dont vous pourrez avoir besoin pour un accouchement et un séjour classique de trois jours. À vous ensuite, selon vos goûts et vos idées, d'ajouter telle chose ou de retirer telle autre. Cette liste a été testée et approuvée par bon nombre de femmes, avec elle, vous devriez être parée !

Il vous faut deux sacs : un petit sac pour l'accouchement et une grosse valise pour le séjour.

LE SAC POUR LA SALLE D'ACCOUCHEMENT

Inutile de trimballer votre grosse valise en salle d'accouchement. Préparez un petit sac à part avec les affaires suivantes (un sac à dos ou le futur sac à langer de votre enfant peuvent très bien faire l'affaire par exemple).

Pour la maman :

- un brumisateur (on ne peut pas boire... cette consigne a tendance à s'assouplir progressivement, mais cela dépend vraiment des maternités).
- un stick pour les lèvres (on se dessèche avec la climatisation ou quand on fait les exercices de respiration pendant les contractions).
- 1 spray mentholé pour l'haleine (pour vous rafraîchir).
- 1 tee-shirt propre.
- 1 paire de chaussettes (en cas de coup de froid, toujours à cause de la clim).
- 1 élastique à cheveux ou un bandeau (ça évite notamment d'avoir les cheveux qui vont tomber dans le dos pendant la pose de la péridurale).
- vos lunettes si vous portez des lentilles (pensez aussi à la boîte de rangement et au sérum physiologique), car il faut les retirer en salle d'accouchement.
- 1 tissu coloré (foulard, écharpe, paréo ou autre) à poser sur l'oreiller avant de faire une photo de vous, ça évitera l'effet « teint blafard » des néons...
- vos derniers résultats d'analyse : toxoplasmose mensuelle, si vous n'êtes pas immunisée, et surtout le résultat de la prise de sang pour la péridurale si vous l'avez fait dans un laboratoire de ville.

Pour le bébé

En taille naissance (c'est-à-dire environ 50 cm) ou en taille 1 mois, si on vous a annoncé un bébé king size :

- un body qui s'enfile par les bras avec des boutons pression.
- un bonnet en coton.
- un pyjama (aussi appelé dors-bien).
- une turbulette (aussi appelée gigoteuse).
- une paire de chaussettes.

Choisissez des matières douces ou du coton pour accueillir votre bébé le plus confortablement possible !

Pour le papa (il ne faut pas l'oublier, le pauvre !) :

- de la monnaie pour les cafés (si la machine de l'hôpital n'est pas en panne !).
- une bouteille d'eau, soda, thermos de thé ou café, bref ce qu'il aime boire.
- ses petits gâteaux et bonbons préférés (parce que vous êtes une femme sympa), barre de céréales, chocolat, fruits secs (soyez généreuse : s'il ne mange pas tout, vous serez heureuse de les grignoter dans votre chambre après l'accouchement).
- de quoi bouquiner ou jouer, écouter de la musique (par exemple votre séance de sophro préférée) ; ça peut traîner en longueur, malheureusement.
- un change (tee-shirt, caleçon /slip, chaussettes) + 1 brosse à dents et dentifrice (cela existe en kit « voyage » dans les pharmacies, ou quand vous prenez l'avion).
- les papiers (voir page 215).
- son chargeur de portable.

LA VALISE DU SÉJOUR

Pour la maman :

- Une chemise de nuit ou un pyjama (d'allaitement pour celles qui allaitent).
- 3 tenues pour la journée pour être jolie lors des visites soit :
– 2 bas de jogging ou pantalons amples
– 3 débardeurs
– 3 gilets en coton (il fait chaud dans les maternités)
– un sweat ou pull chaud
– 3 culottes (jetables ou des vieilles culottes que vous allez jeter ensuite)
– 2 soutiens-gorge (d'allaitement si besoin)

- une paire de ballerines ou des chaussons
- une tenue complète pour votre sortie.
- un peignoir.
- 2 serviettes éponge (de couleur foncée, car elles se salissent vite !).
- 2 gants de toilettes.
- gel lavant intime.
- un paquet des plus grosses serviettes hygiéniques que vous pouvez trouver (elles sont parfois fournies par l'hôpital, sinon achetez un paquet de serviettes spécial « maternité » qui ont un voile de coton très doux et très confortable).
- gel douche.
- shampooing et après-shampooing.
- un gel gommant (après un accouchement, ça fait du bien de faire peau neuve !).
- une crème hydratante pour le corps.
- sèche-cheveux.
- un peu de mascara et de blush (ça fait du bien d'avoir une bonne tête !).
- et les classiques : brosse à dents, dentifrice, brosse à cheveux, élastiques, crème visage, déodorant…

Après, tout dépend si l'hôpital vous fournit le matériel comme les compresses, les couches, les culottes jetables, les serviettes hygiéniques… Renseignez-vous. Les maternités ont une liste des produits que vous devez impérativement apporter.

En cas de césarienne, apportez en plus :

- du shampooing sec,
- de l'eau d'Hépar pour faciliter le transit.

Pour bébé :

- 6 bodys qui s'enfilent par les bras.
- 6 pyjamas.

- 2 brassières en tricot.
- 3 paires de chaussettes.
- 3 bonnets en coton.
- une paire de moufles (pas toujours nécessaires, d'autant plus qu'elles ont tendance à ne pas rester en place. À la place, on peut enfiler des chaussettes jusqu'aux coudes, c'est plus efficace).
- 3 bavoirs (pas forcément nécessaires en cas d'allaitement).
- des langes en coton, sorte de grands carrés de coton (au rayon puériculture des grands magasins) qui servent à tout : comme bavoir improvisé, à poser sur son épaule avant de prendre le bébé pour lui faire faire le rot (et éviter d'en avoir partout), à poser sur notre lit – pas toujours très propre si tout le monde s'y assoit – avant d'y allonger le bébé, à border à la tête du lit de bébé (s'il recrache un peu de lait : on ne change que le lange et pas tout le lit).
- la turbulette (aussi appelée gigoteuse) du sac d'accouchement et une autre, au cas où…
- une tenue pour la sortie (s'il fait froid, prévoyez une petite combinaison et un bonnet en laine).
- 2 sorties de bain (des serviettes font très bien l'affaire).
- une brosse.

SI VOUS ALLAITEZ, PRÉVOYEZ :

- des coussinets anti-fuite. Pour les débuts à l'hôpital, je conseille les jetables, car on se sent vite trempées dans les coussinets en coton.
- un tube de crème à la lanoline, pour se tartiner après chaque tétée.
- un coussin d'allaitement.
- de l'huile végétale douce pour masser la poitrine douloureuse.
- un bracelet à changer de côté après chaque tétée pour se rappeler quel sein on a donné la tétée précédente.

EN PLUS :

- un gel antibactérien et une serviette pour les visiteurs.
- un sac pour le linge sale.
- des bouchons d'oreille, ça vous permettra de dormir mieux et ne vous inquiétez pas, vous entendrez toujours votre bébé pleurer !
- un stylo et un carnet pour noter les heures de tétée, les cadeaux offerts pour penser ensuite à remercier...
- un livre, mais vous serez très occupée à admirer la perfection de votre bébé.
- un coussin de chez vous pour vous sentir bien.
- un pack d'eau, car le goût de l'eau du robinet n'est pas forcément terrible dans les hôpitaux...

Voilà ce qu'il faut en gros pour trois jours passés à la maternité...

Vous n'êtes pas obligée de tout prendre dès le début. Le papa peut apporter des affaires au fur et à mesure et rapporter le linge sale à la maison.

Si vous avez une césarienne ou que votre séjour se prolonge, il vous faudra plus de choses...

Conseil bonus : préparez cette valise 6 semaines avant la date prévue d'accouchement, on ne sait jamais... Et surtout, prenez-la même si vous pensez que c'est une fausse alerte !

Après l'accouchement

acte 7

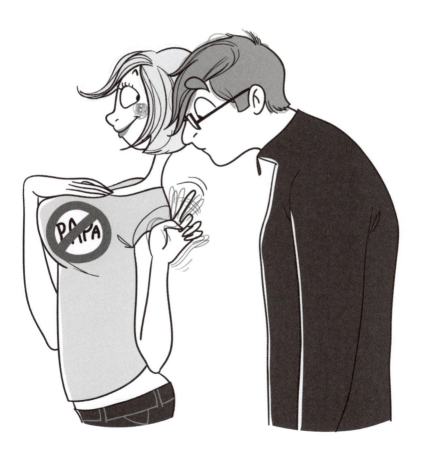

Ouverture

Dès l'accouchement terminé, de nouvelles questions vont se bousculer au portillon, une fois de plus ! Le mieux est de se préparer et de chercher des réponses durant la grossesse afin de ne pas se sentir dépourvue le moment venu et de pouvoir profiter au maximum de ces premières heures, de ces premiers jours avec bébé.

▶ Juste après, les suites de couches

Pour continuer dans notre métaphore sportive, on peut dire que vous avez terminé la compétition et qu'il s'agit maintenant de la phase de récupération. Prenez soin de vous et de votre nouvel équipier, votre bébé.

Quels soins mon bébé va-t-il recevoir ?

Votre bébé est à peine là depuis quelques minutes que l'on doit le retirer de vos bras pour s'assurer que tout va bien. De plus en plus, si rien ne presse, on laisse le bébé un long moment en contact peau à peau avec sa maman avant d'effectuer les premiers soins. La sage-femme ou le pédiatre va effectuer différents soins et vérifications dans les premières minutes de vie de votre enfant. Suivant l'endroit où vous accouchez, ces soins sont donnés ou non dans la pièce où vous vous trouvez. De plus en plus, les maternités effectuent ces soins dans la pièce où se trouve la maman afin de ne plus la laisser seule.

La sage-femme va donc effectuer des examens de routine qui comprennent notamment les actes suivants : examen clinique avec auscultation et test des « réflexes archaïques » (réflexe par exemple d'agripper les doigts, de marcher), la prise de la température, la prise des mensurations (taille, poids, périmètre crânien), l'administration de collyre antibiotique (qui laisse des traces jaunes) dans les yeux et de vitamine K, le soin du cordon avec la pose d'une pince…

Vous ne vous rendrez pas compte de grand-chose, mais la sage-femme va notamment vérifier le bon dégagement des voies respiratoires, les orifices du bébé et réaliser le test d'APGAR. Et là, on attend de votre enfant un bon score puisque ce test permet de noter sa vitalité et son état général de 0 à 10 (on parle de score d'APGAR) en attribuant une note à la couleur de sa peau, sa fréquence cardiaque, ses réflexes, son tonus musculaire et sa respiration. Ce score, s'il est inférieur à 7, indique un bébé dont l'état nécessite des gestes de réanimation. Il est effectué à 1, 3, 5 et éventuellement 10 minutes de vie.

Il n'est plus habituel de baigner les bébés dès leur naissance, on les essuie bien, puis on les habille avec les petits vêtements que vous aurez apportés.

Quels soins vais-je recevoir ?

Après la naissance, vous allez pousser à nouveau pour expulser le placenta : cela s'appelle la délivrance. Si vous avez subi une épisiotomie, vous serez recousue juste après. Même si vous n'avez pas eu d'épisiotomie, il se peut que vous présentiez quelques éraillures (égratignures sur la peau) occasionnées par la sortie du bébé et que vous ayez besoin de quelques points. Normalement, vous êtes encore sous péridurale et vous ne devriez rien sentir ou bien on vous fera une petite anesthésie locale. La sage-femme ou l'infirmière va bien nettoyer le champ de bataille et désinfecter tout ce qui peut l'être à grand coup de solution désinfectante. On ne va pas encore vous laisser manger ou boire, il va falloir attendre un peu (2 heures).

Combien de temps vais-je rester en salle d'accouchement ?

Vous restez environ 2 heures en salle d'accouchement après la naissance de votre enfant, un moment de calme idéal pour faire connaissance. Votre bébé est enfin là… Si tout se déroule bien, on vous laissera votre enfant en peau à peau sur le torse quelques minutes ou mieux, une heure ou deux. Un moment tendre et important pour la santé de bébé, car les bactéries amies de votre corps vont venir s'installer sur sa peau et lui donner des armes pour affronter le futur.

Au bout de combien de temps puis-je me lever après une péridurale ?

On va retirer le cathéter, cela n'est absolument pas douloureux. Les effets de la péridurale vont se dissiper au fur et à mesure.

> **L'AVIS DE** la sage-femme
>
> Même si vous vous sentez en pleine forme, ne faites pas ce premier lever seule : vous êtes restée allongée depuis plusieurs heures et on a facilement un étourdissement après avoir fait quelques pas. Le premier lever doit être accompagné.

Que se passe-t-il si j'ai eu une césarienne ?

Vous n'aurez pas forcément tout de suite de contact avec votre bébé et vous ne pourrez pas faire de long peau à peau, mais vous pourrez le retrouver dès que l'intervention sera terminée. Si le bébé va bien, le papa peut le prendre dans ses bras et l'accompagner lors des premiers soins.

> **L'AVIS DE** la sage-femme
>
> Certaines maternités proposent maintenant au papa de faire le premier peau à peau en attendant que vous sortiez de la salle d'opération, et vous pourrez le faire autant que vous voudrez après. Ce n'est pas perdu !

Combien de temps va durer mon séjour à la maternité ?

Vous devriez rester trois jours si tout va bien et si vous avez accouché par voie basse. Tout, c'est-à-dire vous et votre bébé. La jaunisse du nourrisson (courante, mais pas méchante) peut allonger un peu la durée d'hospitalisation. En cas de césarienne, on vous garde jusqu'à 5-6 jours (4-5 jours maximum, si l'hôpital peut organiser une sortie en HAD – Hospitalisation à Domicile – avec une sage-femme).

Suivant l'endroit où vous vous trouvez, les soins sont donnés dans votre chambre ou dans une nurserie. Les infirmières puéricultrices sont là pour vous apprendre les gestes et soins à réaliser sur votre bébé. Là non plus, n'hésitez pas à poser toutes les questions qui vous passent par la tête, même si vous vous sentez idiote. Elles sont là pour ça, et si vous ne vous êtes jamais occupé d'un bébé auparavant, vos questions et angoisses sont tout à fait normales et saines. Vous allez donc apprendre à changer une couche, à nettoyer le cordon ombilical (le soin qui pose souvent problème aux mamans), à donner le bain, à enfiler un body de 10 cm²... Vous allez apprendre tout ça, et le papa aussi !

Pourrai-je laisser mon bébé dormir à la nurserie si je suis fatiguée ?

C'est souvent une possibilité et si votre accouchement a été très éprouvant, cela peut-être une bonne solution. Pour les mamans qui allaitent, préférez garder votre bébé près de vous pour répondre plus facilement à sa demande.

> **L'AVIS DE** la gynécologue-obstétricienne
>
> En général après une césarienne, on recommande de laisser l'enfant à la nurserie la première nuit, car vous n'êtes physiquement pas apte à agir vite et de façon autonome.

Comment prendre soin de ma cicatrice d'épisiotomie ?

Après une épisiotomie, il est conseillé de se laver matin et soir, mais également après chaque passage aux toilettes, avec une solution antiseptique les 3-4 premiers jours, et avec un peu d'eau ensuite (laissez couler par exemple un peu d'eau d'une bouteille, directement sur la peau pendant que vous êtes encore aux toilettes, c'est simple et rapide). Avec les mains propres et une compresse stérile, lavez la vulve de l'avant vers l'arrière, puis rincez abondamment à l'eau claire. Il faut ensuite sécher très soigneusement avec des compresses stériles. L'emploi du sèche-cheveux, qui a un temps été indiqué pour sécher la cicatrice, est désormais déconseillé, car il n'a pas prouvé son efficacité et dessèche les fils. Appliquez ensuite une compresse sèche et portez une protection neuve. Changez de serviette hygiénique régulièrement afin de garder la cicatrice au propre. Le fait de garder la suture propre et sèche favorise la bonne cicatrisation d'autant que la proximité de l'anus favorise les risques d'infection.

La peau est cicatrisée en 5-6 jours, mais il faut environ trois semaines pour une cicatrisation complète du vagin et du périnée. Si vous souffrez à l'endroit de votre épisiotomie, n'hésitez à demander des antalgiques.

Et si la douleur augmente chaque jour au lieu de diminuer, consultez.

> **L'AVIS DE** la sage-femme
>
> On peut notamment laisser la peau respirer 15 minutes, 2 ou 3 fois par jour : on enlève slip et protection et on s'allonge sur

son lit, jambes pliées, les fesses posées sur une protection et on laisse la cicatrice à l'air (avec un drap posé sur vous pour préserver un peu votre intimité).

Quelles sont les suites de couches après une césarienne ?

Les mamans césarisées ont une douleur au ventre ce qui est normal puisqu'elles ont été opérées. Le traitement se résume à des soins de la cicatrice durant l'hospitalisation. Il faut également prendre des précautions, se reposer et ne rien porter de plus lourd que son bébé. Si cela tire ou si cela fait mal, il faut limiter au maximum les efforts pour ménager sa cicatrice.

Qu'est-ce que les tranchées ?

Dans les jours qui suivent l'accouchement, vous ressentirez des maux de ventre qui vous rappellent le travail, car votre utérus va commencer à reprendre sa taille initiale (soit la taille d'une fraise). Pour cela, il va se contracter fortement (notamment lors des tétées, si vous allaitez) et douloureusement. Plus vous avez d'enfants, plus les tranchées sont violentes les 3-4 premiers jours, puis la douleur va en diminuant.

Je perds du sang, ça va durer longtemps ?

Vous allez beaucoup saigner. On ne peut pas vous dire combien de temps, mais cela peut durer plusieurs semaines (jusqu'à un mois). On appelle ça les lochies. La quantité de sang perdue est en général très impressionnante et contient des caillots. C'est votre corps qui fait le ménage. Il faut donc porter de très grosses serviettes hygiéniques (les plus grosses que vous pourrez trouver !), fournies parfois par la maternité ou que l'on peut acheter en pharmacie ou dans les magasins spécialisés en puériculture. Changez-vous souvent, car la sensation d'inconfort et de saleté arrive vite. C'est également pour cela qu'il faut prendre des serviettes de toilettes foncées, car tout se tache très vite et ne pas hésiter à en changer tous les jours et prévoyez une serviette à main pour les visiteurs. Les petites lingettes d'hygiène intime sont assez agréables pour rester fraîche entre les douches.

> **L'AVIS DE** la gynécologue-obstétricienne
>
> N'hésitez à consulter surtout en cas de fièvre, de pertes nauséabondes ou très très abondantes.

Au bout de combien de temps puis-je prendre un bain après mon accouchement ?

Votre corps a ouvert la porte en grand ! Afin d'éviter les infections et autres complications, on vous conseille de ne pas prendre de bain durant un mois, tant qu'il y a des saignements. Il faut laisser au col le temps de se refermer correctement.

Qu'est-ce que le périnée ?

C'est l'ensemble des muscles qui se trouve à l'entrejambe, au niveau de la vulve, de l'anus et du releveur de l'anus, et qui porte l'utérus et la vessie durant la grossesse : en fin de grossesse, l'utérus plein pèse de 5 à 6 kilogrammes, bébé compris alors qu'il pèse normalement 50 grammes !

Pourquoi et comment faut-il rééduquer son périnée ?

Il a été éprouvé par le poids de l'utérus et par l'accouchement. Vous allez devoir le remuscler pour éviter des désagréments dans le futur, comme les fuites urinaires lors des efforts ou la descente d'organes, notamment au moment de la ménopause. Ça motive, non ? Et si vous pratiquez un sport comme le tennis, le footing ou le volley-ball, bref, un sport où vous sautillez beaucoup, vous risquez d'abîmer encore plus votre périnée si la rééducation n'a pas été effectuée correctement. À la sortie de la maternité ou lors de la visite postnatale, on vous prescrira 10 séances de rééducation. Vous pouvez les faire avec une sage-femme ou un kinésithérapeute. Il y a différentes méthodes. On peut travailler avec une sonde vaginale qui est reliée à un écran d'ordinateur ou la méthode manuelle où ce sont les doigts de la sage-femme ou de la kiné qui guident la patiente.

> **L'AVIS DE** la sage-femme
>
> Si l'on vous prescrit une sonde, attendez d'avoir vu votre kiné ou votre sage-femme pour savoir laquelle acheter et si vous

en avez besoin ou non. La méthode avec sonde ne suffit pas toujours s'il y a un gros souci, car la patiente ne va remuscler que les zones qu'elle connaît et oublier les muscles les plus affaiblis. Si la méthode effectuée n'est pas satisfaisante, il ne faut pas hésiter à en changer ou à prolonger la rééducation.

J'ai eu une césarienne, je peux me passer de la rééducation du périnée ?

Et non ! Au boulot, comme tout le monde ! Il faut effectuer une rééducation même en cas de césarienne, puisque le périnée a souffert du poids porté durant la grossesse. La rééducation sera peut-être plus axée sur les abdominaux, après vérification de l'état de votre périnée.

Mon ventre est tout mou, comment récupérer un ventre tonique ?

Juste après la naissance, il faut prendre les bons réflexes...

> **L'AVIS DE** la praticienne en soin de bien-être maternité
>
> - Être vigilante sur ses appuis et positions corporelles. Exemple pour l'allaitement ou le biberon : redressez votre dos et accoudez-vous (en fortifiant son dos, on agit aussi sur le ventre).
>
> - En position debout, pensez à basculer le bassin pour décambrer et « avaler » votre ventre tout en serrant ses fessiers. Cela permet de prendre conscience et de se remuscler progressivement.
>
> - Si vous êtes fatiguée, allez vous faire masser ! Les professionnels du massage et de la naissance sont là pour ça !
>
> - Montez et descendez le plus souvent possible des escaliers.
>
> - Faites chaque jour 5 minutes de postures douces de yoga adaptées, avec de bonnes respirations. Le professeur de yoga, le kiné ou professionnel de la naissance peuvent vous les indiquer.
>
> Quoi qu'il en soit, il faut compter 9 mois environ pour se remettre d'aplomb, parfois plus.

Quelle contraception pour la suite ?

Profitez de votre séjour à la maternité pour discuter contraception avec la sage-femme qui viendra vous visiter avant votre sortie. Pilule, stérilet, implant contraceptif, préservatifs, il y a de nombreux moyens de contraception.

> **L'AVIS DE** la sage-femme
>
> Cela peut paraître bizarre de parler de contraception si tôt après l'accouchement, mais si vous n'allaitez pas, vous pouvez être à nouveau fertile dans moins d'un mois.
>
> **L'AVIS DE** la gynécologue-obstétricienne
>
> Pour les femmes qui ont une césarienne, on conseille un délai d'au moins 1 an avant de relancer une grossesse, afin que la cicatrice utérine soit suffisamment solide pour supporter les contractions et pouvoir accoucher normalement.

▶ Préparer son allaitement

L'allaitement, même s'il est quelque chose de naturel, n'est pas toujours une chose aisée. Si vous décidez de ne pas allaiter ou si vous vous posez la question, lisez tout de même ce qui suit, vous y trouverez des renseignements qui peuvent vous aider.

Je ne veux pas allaiter, comment cela va-t-il se passer ?

Si vous ne souhaitez pas allaiter, on proposera un biberon à votre bébé dans les heures qui suivent sa naissance et on vous prescrira un médicament pour couper la montée de lait et le faire tarir. À la maternité, les puéricultrices prépareront les biberons et le pédiatre vous donnera une ordonnance pour le lait premier âge à utiliser et en quelle quantité.

> **L'AVIS DE** la sage-femme
>
> Les médicaments qui empêchent l'arrivée du lait ont de nombreuses contre-indications et effets secondaires, donc certaines femmes ne pourront pas en bénéficier. Dans ce cas, on

peut diminuer les désagréments (seins tendus, douleur, petite fièvre) avec un traitement homéopathique. Demandez conseil à votre sage-femme ou consultante en lactation.

Je n'ai pas encore décidé si je voulais allaiter ou non, est-ce un problème ? T3

Absolument pas. Vous pouvez décider au dernier moment de donner le sein alors que vous n'en aviez pas le désir juste avant l'accouchement. À l'inverse, vous pouvez préférer donner un biberon alors que vous pensiez allaiter. Vous pouvez même donner simplement une tétée de bienvenue en salle d'accouchement et arrêter par la suite. La meilleure façon de mettre toutes les chances de son côté si l'on souhaite allaiter, c'est de s'informer à ce sujet et d'anticiper les premiers jours d'allaitement pendant les cours de préparation et en lisant un peu sur le sujet. Vos amies ou votre mère peuvent peut-être également vous faire partager leur expérience et leurs petits « trucs » de femmes allaitantes.

> **L'AVIS DE** la consultante en lactation
>
> Changer d'avis à la naissance est fréquent ! En effet, l'allaitement ne nécessite aucune préparation particulière, la nature s'en charge. Si on hésite, l'idéal est de s'informer un minimum avant l'accouchement, histoire de tordre le cou aux nombreuses idées reçues, mais on peut tout aussi bien se lancer dans l'aventure à la naissance. L'allaitement semble parfois bien abstrait tant que le bébé n'est pas là. Surtout, écoutez-vous à la naissance, ne prenez pas la décision qui vous semblera être celle qui « fait plaisir » à l'équipe et/ou à votre entourage.

Je n'ai pas envie d'allaiter, car je ne veux pas montrer ma poitrine, comment régler ce problème ?

Il existe désormais de nombreuses marques de vêtements d'allaitement qui permettent d'allaiter en toute discrétion. Les modèles d'ouverture sur la poitrine sont multiples et pratiques, et vous trouverez des habits pour toutes les saisons. Pour les sorties, certaines marques proposent des capes ou des carrés d'allaitement qui cachent le bébé et le sein lors des tétées. Vous pouvez également vous isoler dans une autre pièce, si vous voulez allaiter tranquillement. Si vous avez très envie d'allaiter, vous devriez trouver des solutions pour ménager votre pudeur.

> **L'AVIS DE** la consultante en lactation
>
> Le rapport à la pudeur en général, et aux seins en particulier, est souvent modifié avec la grossesse et l'allaitement. Le sein reprend sa fonction « originelle » et n'est plus – seulement – vu comme un attribut sexuel.

Est-ce que je ne prive pas le papa d'un lien fort avec son bébé si j'allaite ?

Le repas n'est pas l'unique moment où le papa a une relation privilégiée avec son bébé.

> **L'AVIS DE** la consultante en lactation
>
> Il est vrai que certains papas modernes sont un peu déçus à l'idée de ne pas pouvoir donner de biberon, car c'est un des moments qu'ils imaginent partager avec leur bébé le moment venu. Les papas de bébés allaités ne tardent pas à trouver d'autres domaines de prédilection par lesquels le lien s'installe tout aussi bien. Certains ne laisseront pas le moment du bain à leur compagne, d'autres piloteront la poussette à merveille. Pas de panique, il y a largement de quoi occuper deux adultes de nombreuses heures par jour quand un bébé arrive, il faut rassurer le futur papa sur ses capacités à prendre soin du bébé – et lui rappeler de ne pas oublier la maman !
>
> S'occuper d'elle, c'est aussi une façon d'être en lien à trois, un bébé s'attachera d'autant plus à un papa dont il sent que la présence rassure et détend la maman. À bon(s) entendeur(s)...

Est-ce que l'allaitement risque d'abîmer ma poitrine ?

Vous n'avez pas envie de vous retrouver avec une poitrine en gant de toilette, on vous comprend ! Cependant, ce n'est pas l'allaitement qui abîme la poitrine, ce sont les variations de tailles trop brutales de vos seins (notamment durant la grossesse et lorsque la montée laiteuse démarre très fort) qui détendent la peau et les fibres qui maintiennent la poitrine. L'allaitement permet même à la poitrine de reprendre sa taille plus doucement et la ménage donc. Attention à la montée de lait vers le 3e ou 4e jour, où la poitrine peut gonfler brutalement : pendant 48 h, buvez modérément et donnez des petites tétées fréquentes, 5-10 minutes toutes les heures s'il le faut, et les seins vont rapidement retrouver leur souplesse. Parallèlement, massez votre poitrine en rond avec une huile végétale pour éviter la formation de vergetures, en évitant l'aréole, là où le bébé tète.

L'AVIS DE la consultante en lactation

C'est une idée reçue qui a la vie dure, et encore de beaux jours devant elle !

Puisqu'on parle d'esthétique et d'allaitement, les porteuses de prothèses mammaires – contrairement à ce qu'on leur dit, si elles posent la question lors de l'intervention – auront parfois des difficultés à allaiter, notamment car un des nerfs qui stimulent la lactation peut avoir été sectionné durant l'intervention. Une femme avertie en vaut deux, n'hésitez pas à faire appel à une consultante en lactation, vous viendrez ensemble à bout des difficultés s'il y en a !

Est-ce qu'allaiter fait maigrir ?

L'allaitement aide à perdre les kilos pris en début de grossesse et stockés dans ce but. Lorsque l'on allaite, on consomme plus de calories donc, théoriquement, oui, allaiter permet de récupérer plus vite son poids d'avant. Chez certaines femmes, l'allaitement ouvre l'appétit de manière importante, ce qui ne permet pas d'obtenir une perte de poids. Si la femme ne maigrit pas pendant l'allaitement, elle le fera alors souvent au moment du sevrage. Garder quelques kilos pendant l'allaitement est plutôt bon signe, cela veut dire qu'on a des réserves pour nourrir le bébé et qu'on risque moins d'épuiser les nôtres.

L'AVIS DE la consultante en lactation

Certaines femmes habituellement minces ne perdront pas un gramme avant le sevrage, d'autres plus rondes perdront tellement en donnant le sein qu'elles seraient tentées d'y laisser le bébé en permanence.

On ne le dit que trop et c'est plus facile à dire qu'à faire : mieux vaut limiter la prise de poids durant la grossesse (dit celle qui a pris 25 kilos…).

Dans ma famille, les femmes n'ont pas assez de lait, est-ce une raison pour ne pas allaiter ?

Dans certaines familles, de mères en filles, on se transmet ce genre d'angoisses depuis des générations. Pourtant, chaque femme (sauf en cas de maladie) est en mesure de produire le lait parfaitement adapté en qualité et en quantité pour son bébé.

L'AVIS DE la consultante en lactation

Voilà encore une légende qui cause bien du tort à l'allaitement : les pathologies qui le rendent impossible sont rarissimes et se comptent sur les doigts d'une main. La production de lait s'adapte au bébé, plus il tète, plus il stimule la lactation. Plus il a faim, plus il a de lait.

On a identifié certaines périodes, comme des pics de croissance, durant lesquelles le bébé se met soudain à téter comme s'il était affamé, parfois même toutes les heures, pendant 24 à 48 heures. Il faut s'accrocher et attendre que ça passe. Ces pics ont été identifiés à 3 semaines, 6 semaines, 3 mois, 6 mois, mais ils peuvent intervenir à d'autres moments.

Une situation stressante peut aussi être à l'origine d'un besoin de réassurance intense du bébé pendant quelques jours, réconfort qu'il ira chercher contre le sein maternel.

Dans un cas comme dans l'autre, il s'agit d'un besoin du bébé auquel on doit répondre, ce qui n'est pas toujours facile à concilier avec le quotidien ou la reprise du travail.

Faut-il que je m'habitue à boire plus de lait pour préparer mon allaitement ?

Ce n'est pas parce que vous allez produire du lait que vous devez boire du lait ! La seule boisson indispensable à l'allaitement est l'eau qu'il faut boire à votre soif. Écoutez votre corps et buvez quand vous avez soif. Il faut effectivement manger des laitages pour avoir du calcium.

> **L'AVIS DE** la consultante en lactation
>
> Il y a quelques années, on insistait lourdement pour que les femmes qui allaitent boivent 1,5 à 3 litres d'eau par jour.
>
> Depuis, on a découvert que cela n'avait pas d'incidence sur l'allaitement. Il faut en effet s'hydrater correctement, mais la mécanique bien huilée de l'allaitement travaille pour vous : la tétée déclenche une soif intense, surtout au début de l'allaitement !

À quel moment dois-je signaler que je souhaite allaiter à la maternité ? T3

Vous pouvez le signaler en arrivant à la maternité ou bien même juste après la naissance. Ne vous faites pas de soucis, de toute façon, on vous posera la question.

▶ Les débuts de l'allaitement

> Si vous souhaitez allaiter, lisez attentivement ce qui suit et gardez une chose en tête : demandez de l'aide si vous en avez besoin.

Quelles sont les règles à respecter à la maternité pour bien débuter son allaitement ?

L'idéal est de mettre votre bébé au sein dans les 90 minutes qui suivent sa naissance, car le réflexe de succion est plus fort à ce moment-là. Prenez votre temps et dans le calme, proposez-lui votre sein dans la position qui vous convient. Laissez le temps à votre bébé de trouver ses repères, sentir votre chaleur, respirer votre odeur, goûter votre peau par des petits mouvements de langue. Il vient de vivre une naissance peut-être un peu éprouvante alors laissez-lui tout le temps nécessaire, il ne va pas forcément se jeter goulûment sur le sein dès la première tétée. Restez zen, il y aura encore plein d'autres tétées pour se découvrir. Souvent, la sage-femme est appelée ailleurs alors n'hésitez pas à lui demander et à montrer que vous voulez prendre les choses en main. Refusez les compléments de lait. Un biberon risque de compromettre votre allaitement pour de bon. Proposez fréquemment le sein.

L'AVIS DE la consultante en lactation

Il faut souvent un peu de temps au bébé pour reprendre des forces après la naissance (30 à 45 minutes en moyenne). Si on le laisse en peau à peau sur le torse de sa maman et qu'on lui en laisse le loisir et le temps, le bébé va aller tout seul vers le sein en « rampant » et téter de lui-même. C'est fascinant et bouleversant.

Les premières heures et les premiers jours sont déterminants pour la suite de l'allaitement. Plus la lactation sera stimulée, plus elle le sera précocement, plus la lactation sera efficace. Je préfère ne pas « prescrire » de durée entre deux tétées.

Certains bébés prennent tout ce dont ils ont besoin en tétant vingt minutes toutes les 3 heures, d'autres – la plupart – téteront à un rythme souvent anarchique, parfois seulement quelques minutes voire secondes, puis remettront le couvert une heure plus tard...

Puis-je donner une tétine si je veux allaiter ?

Votre belle-mère vous l'a dit : « si tu donnes une tétine à ton bébé, il ne voudra plus du sein ». Simplement, vous vous posez la question vu que votre enfant semble avoir besoin de téter sans cesse et que vous aimeriez bien récupérer votre petit doigt pour faire autre chose...

L'AVIS DE la consultante en lactation

La tétine est, en effet, à risque pour l'allaitement. Certains bébés en sont tellement satisfaits qu'ils en boudent un peu le sein. Si on y tient absolument, mieux vaut attendre plusieurs semaines, voire plusieurs mois, mais sans garantie que ça n'ait pas de conséquence pour l'allaitement.

Si ce n'est pas désagréable pour la maman – certaines ressentent alors des sensations déstabilisantes proches de l'excitation sexuelle puisque le mamelon est stimulé, d'autres ont mal –, elle peut aussi laisser son bébé « tétouiller ».

Allaiter à la demande, ça veut dire quoi ?

Cela signifie qu'on ne cherche pas à caler l'enfant sur un rythme. Ainsi, au début, un allaitement à la demande peut parfois compter une douzaine de tétées par jour. Au fil du temps, le bébé se règle de lui-même sur un rythme qui lui est propre. Ce rythme peut cependant être chamboulé lors des pics de croissance.

L'AVIS DE la sage-femme

L'allaitement à la demande ne se pratique que quand l'allaitement est bien installé, donc après 2 à 3 semaines. Au début, il faut s'assurer que le bébé tète au moins 6-8 fois/24 heures, c'est-à-dire toutes les 1 h 30 à 4 h (sauf la nuit), car il n'a pas beaucoup de réserves.

L'AVIS DE la consultante en lactation

On a tendance à penser que le bébé montre sa faim en pleurant, mais il y a bien d'autres signes à déceler avant : il bâille, ouvre grand la bouche, agite sa langue, tourne sa tête à la recherche du sein, enfouit sa bouche contre tout ce qui passe à sa portée. Encore une fois, vouloir caler des horaires à un allaitement, c'est le mettre en péril et risquer de ne pas nourrir le bébé à sa faim. Celui-ci ne deviendra pas obèse parce qu'il tète des heures. Au contraire, de nombreuses études démontrent que l'allaitement diminue les risques d'obésité. Les bébés se régulent, il faut leur faire confiance pour ça et se préparer à être disponible à des horaires auxquels on aurait eu peut-être envie d'un peu de temps pour soi. Avec le temps, les tétées s'espacent !

Qui pourra m'aider à la maternité ou lors du retour chez moi ?

Si vous avez un souci avec votre allaitement, vous pouvez contacter une sage-femme libérale ou bien une sage-femme ou puéricultrice de la PMI

(Protection Maternelle et Infantile, service gratuit dépendant du Conseil général) qui viendra vous rendre visite et vous donner des conseils ou bien une consultante en lactation. Vous trouverez les coordonnées des consultantes en lactation par département sur le site de l'AFCL, l'Association Française des Consultants en lactation : www.consultants-lactation.org

Le site de la Leche League est également très complet : www.lllfrance.org

Puis-je boire de l'alcool si j'allaite ?

L'alcool est formellement déconseillé. Il passe dans le lait et bloque un peu le réflexe d'éjection du lait. Donner du lait juste après avoir bu, c'est donner la même dose d'alcool que celle que l'on a dans le sang et, on le sait, l'alcool n'est pas bon pour le cerveau des nouveau-nés.

L'AVIS DE la consultante en lactation

On sait qu'un verre d'alcool donne une concentration maximale dans le lait environ 1 h 30 après l'absorption, c'est donc le pire moment pour donner le sein si on s'est autorisé un apéritif. L'alcool s'élimine du lait 3 à 4 heures après son absorption. On peut très ponctuellement prévoir de tirer son lait pour un événement exceptionnel, et pas avant 6 à 8 semaines d'allaitement afin que celui-ci soit bien installé. Il existe aussi des alcootests pour lait maternel qui seraient fiables.

Le mieux pour être sûre qu'il n'y ait pas d'alcool dans le lait est, en effet, de ne pas boire.

L'AVIS DE la sage-femme

Quand mes patientes me posent la question, je leur réponds : « tirez du lait d'avance (que vous donnerez à votre bébé à la tétée suivante), buvez votre verre après une tétée et non avant, ne buvez qu'un demi-verre, et réservez ça aux grandes occasions ».

Je n'arrive pas à arrêter de fumer, est-ce une contre-indication à l'allaitement ?

On ne vous le cache pas, c'est bien mieux si vous arrivez à ne pas fumer. La nicotine passe dans le lait et sa concentration peut être élevée. On sait que les mères fumeuses ont moins de lait que les non-fumeuses. Cependant, votre lait, malgré votre tabagisme, est à favoriser par rapport à un lait artificiel.

L'AVIS DE la consultante en lactation

Si on ne peut pas s'empêcher de fumer, le mieux est de fumer sa cigarette tout juste après la tétée, ainsi on peut imaginer qu'un certain temps se sera écoulé entre la cigarette et la prochaine tétée, et qu'une partie des substances toxiques contenues dans la cigarette aura été éliminée.

Tout comme pendant la grossesse, si on n'a pas pu arrêter, il faut s'atteler à réduire sa consommation.

Dois-je prendre un contraceptif si j'allaite ?

Si vous ne voulez pas risquer d'enchaîner tout de suite sur une autre grossesse, mieux vaut utiliser une contraception…

L'AVIS DE la consultante en lactation

On entend souvent dire que l'allaitement protège d'une grossesse : attention, ça n'est vrai que sous certaines conditions !

Il s'agit de la MAMA (Méthode de l'allaitement maternel et de l'aménorrhée). Pour que cette méthode fonctionne, il faut :

- ne pas avoir eu de retour de couches ;
- allaiter exclusivement à la demande sans JAMAIS laisser s'écouler plus de 6 heures entre 2 tétées ;
- avoir accouché il y a moins de 6 mois.

Dès lors que l'un de ces 3 points n'est pas scrupuleusement respecté, une contraception supplémentaire est nécessaire.

Pour celles qui préfèrent éviter les hormones de synthèse, il est possible de demander à son gynécologue la pose d'un stérilet en cuivre, mais tous les autres moyens de contraception sont a priori possibles en allaitant.

➜ Petite routine de remise en forme à la maternité

Chaque matin, prenez une bonne et longue douche, avec un gel douche à l'odeur agréable que vous aurez acheté en prévision. Pour avoir l'esprit tranquille pendant votre douche, confiez votre enfant au papa ou aux puéricultrices si possible. Lavez-vous, frottez-vous, rincez-vous, séchez-vous et crémez-vous généreusement, car la climatisation de salle d'accouchement a pu dessécher votre peau.

Si c'est dans vos habitudes, maquillez-vous, coiffez-vous. Vous êtes mère, mais restez femme. Et puis vous serez heureuse d'avoir jolie mine.

Habillez-vous ! Dans une tenue confortable, mais faites un effort à moins que vous ne soyez dans un état de fatigue trop intense. Cela peut paraître idiot, mais rester en pyjama toute la journée n'est pas bon pour le moral, surtout si vous avez des visites prévues. Vous êtes certainement éreintée, mais vous n'êtes pas malade. Et puis dans dix ans, quand vous reverrez les photos, vous vous direz que vous n'étiez pas si mal finalement pour une toute jeune accouchée !

Marchez un peu dans la chambre, regardez par la fenêtre. Remobilisez votre corps et vos sens. Vous pouvez même commencer à solliciter votre périnée qui a souffert pendant la grossesse en reproduisant la contraction qui vous permet d'arrêter d'uriner (à faire « à sec » et surtout pas quand vous êtes aux toilettes).

Il fait souvent chaud dans les chambres confinées des maternités. Prenez 5 minutes pour partir en balade dans les couloirs, avec votre bébé dans son berceau transparent ou dans les bras, et profitez-en pour aérer votre chambre.

→ Notes

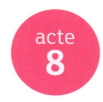

acte
8

Le couple

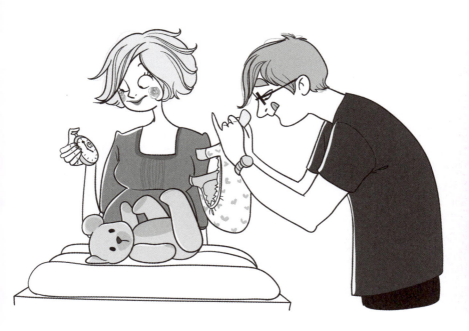

Ouverture

Avec votre compagnon, vous l'avez conçu ensemble ce bébé. Mais voilà, vous vous rendez compte qu'il va chambouler de nombreuses choses dans vos vies et surtout dans votre vie de couple... Il a d'ailleurs déjà commencé. L'important est de se souvenir qu'on l'a fait ensemble, ce bébé et que c'est ensemble, en se soutenant et en s'écoutant que l'on passera cette épreuve du feu.

▶ Devenir parents ensemble

Si c'est votre bébé qui vous aidera à devenir maman, c'est également le rôle de votre compagnon de vous accompagner dans cette nouvelle étape de votre vie. Tout comme c'est votre rôle d'épauler celui que vous aimez dans sa transformation en papa.

Le papa veut parler au bébé mais je trouve ça inutile avant le 3e trimestre, ai-je raison ?

Il ne s'agit pas d'avoir tort ou d'avoir raison, il s'agit surtout de laisser sa place au papa et de ne pas l'exclure. Vous ressentez la grossesse qui se développe en vous, le bébé qui bouge lorsque lui n'a que peu de points d'ancrage à sa paternité. Même si le bébé ne peut pas l'entendre, laissez au papa cet espace de rencontre avec son futur enfant.

> **L'AVIS DE** la psychologue
>
> À l'inverse, beaucoup de pères n'ont pas ce désir apparent de communiquer avec le fœtus et cela peut être ressenti par la future mère comme un manque d'intérêt pour le bébé à venir. Il faut garder en tête que les modes de communication masculin et féminin ne sont pas forcément dans le même registre et que les modalités d'échange des hommes sont souvent plus ancrées dans le concret.

Le papa a pris du poids et ressent certains maux de la grossesse, c'est ça une couvade ?

Tout à fait ! Voilà au moins une preuve certaine de l'implication du papa dans cette grossesse ! Certains papas vivent véritablement la grossesse à fond. Ils prennent du poids (jusqu'à 10 ou 15 kilos !), ressentent des nausées, troubles de l'humeur, on en a même vu certains qui avaient mal lors des contractions de leur femme ! D'origine psychosomatique, la couvade attendrit souvent la maman et attire les gentilles moqueries de l'entourage. Même si tout vient de la tête, il ne faut pas négliger le papa qui ressent vraiment ces désagréments sans porter de bébé. On a même constaté chez certains une augmentation de la prolactine (hormone de la lactation) au détriment de la testostérone. De plus, c'est un moyen pour le futur papa d'affirmer son statut en montrant ostensiblement (avec quelques kilos dans le ventre) que lui aussi va devenir parent.

À travers le monde, de nombreuses traditions primitives mettent en résonance la douleur de l'accouchement de la femme avec une douleur physique pour le père au travers de différents rites.

L'AVIS DE la psychologue

C'est une manière de s'approprier quelque chose qui concerne le phénomène très mystérieux pour les hommes de la grossesse et de l'accouchement. On retrouve aussi une issue à ces phénomènes de couvade dans la possibilité offerte aux papas de participer au « réchauffement » du bébé après l'accouchement.

Le futur papa ne semble pas impliqué, que faire ?

Pour les femmes bien souvent, la présence de l'enfant à naître, le fait de porter la vie est une évidence. Être enceinte implique un engagement d'office puisque le corps se met en action. Les symptômes et l'évolution de ce corps font ressentir physiquement l'arrivée de ce bébé. Or, pour le papa, surtout en début de grossesse, malgré un grand bonheur, il n'est pas évident de savoir où se situer par rapport à la grossesse. Il ne la voit pas, il ne la ressent pas, pour lui tout continue comme avant ou presque. Il est parfois difficile pour lui de s'impliquer spontanément. Pour résumer, vous êtes déjà en relation avec le bébé alors que c'est bien moins évident pour lui.

Ce n'est pas parce qu'il n'est pas impliqué maintenant, qu'il ne peut pas le devenir. Proposez-lui de venir à chaque consultation de suivi, c'est l'occasion pour lui de prendre conscience de votre état, de poser des questions et de s'investir en tant que futur papa. Les échographies peuvent parfois servir de déclics. Au quotidien, invitez-le à toucher votre ventre, à parler au bébé, partagez vos sensations, investissez-le dans la recherche du prénom ou la décoration de la chambre, invitez-le aux cours de préparation à l'accouchement… Saupoudrez sa vie de subtiles touches de paternité…

L'AVIS DE la psychologue

Il peut aussi être question de ce sentiment d'exclusion vécu par le père face à ce ressenti intime de la mère avec son futur bébé et le fait que pour lui, il n'est plus le seul ou même le principal être de sa vie. Il lui faut du temps pour s'adapter, car pour lui c'est encore une expérience « virtuelle » et la triangulation reste quelque chose d'intellectualisé. Quand le bébé arrive et qu'il est impliqué directement dans les soins, il trouve alors une place concrète et en « relation directe » avec le troisième membre du trio.

L'AVIS DE la sage-femme

Si le papa a du mal à s'impliquer, ce n'est pas sûr qu'il « accroche » bien avec l'haptonomie, mais ça vaut peut-être le coup d'essayer ?

Le bébé m'apparaît comme une menace pour mon couple, faut-il parler de mes peurs au papa ?

Oui, il faut faire part de vos angoisses au papa, afin qu'il puisse vous rassurer ! Bien souvent, les non-dits engendrent plus de complications que la libération de la parole. Un bébé va forcément chambouler votre vie et votre relation de couple, mais c'est en étant unis dans cette aventure que vous allez renforcer votre couple et devenir parents ensemble. Simplement, il faut faire le deuil de votre couple tel qu'il était avant pour découvrir le nouveau lien qui va vous unir tous les trois.

L'AVIS DE la psychologue

Quoi qu'il en soit de la relation de couple, elle va venir s'enrichir de la position de parent et ne sera plus totalement la même.

Mon mari trouve que je ne m'occupe plus assez de lui et que l'attention est centrée sur moi, comment l'aider ?

Effectivement, avec la grossesse, l'attention se porte naturellement sur vous puisque vous vous arrondissez visiblement et que votre état nécessite parfois quelques attentions particulières. Peut-être était-il habitué à être chouchouté. Ne le délaissez pas et rassurez-le. Il a peut-être aussi peur de perdre une partie de votre amour lorsque vous deviendrez maman.

L'AVIS DE la psychologue

L'entourage aussi est particulièrement focalisé sur la future maman et c'est forcément une période durant laquelle les repères narcissiques sont bouleversés. Ce sont les prémices du remaniement des positions de chacun, même si, petit à petit, ces nouvelles places deviennent plus des enrichissements que des pertes.

Le papa ne veut pas assister à l'accouchement, comment le convaincre ?

L'accouchement peut sembler insurmontable à certains hommes qui ont peur de voir leur femme souffrir ou peur de ne pas être à la hauteur. Pour d'autres, l'accouchement est une histoire de femmes et les hommes n'ont rien à faire en salle d'accouchement. Soit vous vous accommodez de cette décision et vous trouvez une personne de confiance pour vous accompagner (votre mère, votre sœur, une amie), soit vous en discutez tous les deux en mettant en avant votre très grande envie de partager cela avec lui. Au final, il faudra respecter sa décision et ne pas le faire culpabiliser de ne pas avoir assisté à l'accouchement si ce n'est pas dans ses capacités.

L'AVIS DE la sage-femme

N'oubliez pas que le travail d'accouchement (ouverture du col, descente du bébé dans le bassin) peut prendre plusieurs heures avant d'en arriver à l'accouchement proprement dit (la poussée). Et souvent c'est ce moment-là qui inquiète le plus les futurs papas. Pourquoi ne pas lui proposer d'être là pour vous soutenir pendant tout le travail préliminaire, et d'attendre dans le couloir pendant la poussée s'il ne se sent vraiment pas de rester jusqu'au bout ?

L'AVIS DE la psychologue

Pendant longtemps l'accouchement a été une « histoire de femmes » dont les hommes étaient exclus. Il y a plusieurs raisons à cela, certainement culturelles, sociétales, identitaires, religieuses. Ce n'est que depuis une époque récente que les hommes sont conviés à l'accouchement de leur femme. Dans cette situation nouvelle, certains hommes peuvent se trouver confrontés à des angoisses importantes liées à leur représentation d'une part de la féminité qui leur est inconnue, voire tabou : la part de la Mère qui les renvoie à leur propre naissance. Participer à ce moment fondamental peut être vécu comme très violent... On peut le raisonner... ou pas.

Mais cela ne préjuge en rien de leur future capacité à être de très bons pères !

▶ La sexualité

Voilà l'un des thèmes parfois difficiles à aborder que cela soit au sein même de son couple ou avec les professionnels de santé.

Le bébé peut-il être dérangé par les relations sexuelles ?

Absolument pas. Le bébé est bien à l'abri dans sa poche des eaux, le liquide amniotique l'isolant très bien. Il n'est pas dérangé par l'acte sexuel, il ne peut pas avoir mal non plus. Au contraire, il ressentira un bien-être puisqu'il bénéficiera des endorphines de sa maman générées par l'orgasme.

La grossesse modifie-t-elle la sexualité ?

En sexualité, il n'y a pas de norme, chaque couple a son rythme et ses pratiques. La grossesse vient tout de même souvent perturber les relations établies et le couple doit composer avec tout ce que la grossesse engendre comme changements : fatigue de la maman, modification de la libido, craintes du papa, modifications physiques de la maman... Durant votre grossesse, votre libido risque également de jouer au yoyo, votre sexualité sera donc forcément modifiée, mais à vous de trouver les solutions et les aménagements pour conserver une vie sexuelle qui vous épanouit. L'essentiel est de pouvoir communiquer autour de cela avec votre compagnon pour ne pas engendrer de frustration d'un côté ou de l'autre.

J'ai une baisse de la libido, c'est normal ?

Au premier trimestre, la libido subit en général une chute. Les hormones et la fatigue altèrent le désir et vos pensées sont plus tournées vers une bonne sieste réparatrice que vers une sieste crapuleuse. Tout cela est très classique et amplifiée par les bouleversements affectifs engendrés par l'annonce de cette grossesse. En fin de grossesse, lors du 3e trimestre, la fatigue, les maux et le poids qui amoindrissent le désir et les rapports sexuels peuvent sembler bien moins attractifs.

J'ai une hausse de la libido, c'est normal ?

Lors du 2e trimestre, les femmes enceintes ressentent souvent une explosion de leur libido. Les zones érogènes (sexe et poitrine) sont plus irriguées en sang qu'à l'accoutumé et donc plus sensibles aux stimulations. Le deuxième trimestre est souvent présenté comme une seconde lune de miel pour les couples.

Pourquoi mon compagnon n'a plus envie de moi sexuellement ?

Votre compagnon est peut-être perturbé par les changements de votre corps ou par l'idée qu'il y a un bébé (une tierce personne) qui grandit en vous. Aidez-le à voir vos courbes du bon côté en mettant en avant votre extrême féminité. Rassurez-le en lui expliquant que vous êtes en train de devenir maternante, mais que vous restez son amante. Il faut aussi laisser le droit aux hommes d'avoir une libido fluctuante, ce ne sont pas des machines.

Mon compagnon est bloqué par la présence du bébé, comment résoudre ce problème ?

Quand il regarde votre ventre, votre compagnon sent la présence du bébé et cela le gêne pour avoir une relation sexuelle avec vous. Rappelez-lui que le bébé ne sent rien. Si cela persiste, proposez-lui de vous accompagner à un rendez-vous de suivi pour évoquer la chose et y remédier.

L'AVIS DE la gynécologue-obstétricienne

Dans les inquiétudes habituelles des papas, on retrouve également la peur de faire mal à la tête du bébé. La encore, pas d'inquiétude ! Non seulement le bébé flotte dans son liquide, mais le col de l'utérus est fermé et offre une barrière supplémentaire de 4 à 5 cm.

Les relations sexuelles me déclenchent des contractions, que faire ?

Normalement, l'orgasme peut déclencher des contractions, mais simplement durant les minutes qui suivent l'acte sexuel. Ces contractions ne sont pas des contractions de travail, ne vous faites donc pas de souci. Si vous n'êtes pas en fin de grossesse, ces contractions n'entraînent rien au niveau médical.

L'AVIS DE la gynécologue-obstétricienne

En effet, comme nous l'avons dit plus haut, le bébé est dans la poche de liquide amniotique, il ne ressent donc pas ces petites contractions qui sont plus des contractions « réflexes ». En fin de grossesse, comme nous allons le voir, il peut arriver que le rapport sexuel déclenche plus de contractions.

Y a-t-il un moment où il faut arrêter d'avoir des relations sexuelles ?

Il n'y a aucune raison de suspendre les relations sexuelles lors de la grossesse à moins qu'il s'agisse d'une indication médicale. Auquel cas, il faut respecter scrupuleusement les consignes.

L'AVIS DE la sage-femme

Si le col a commencé à se modifier trop tôt (avant la fin du 8e mois), votre médecin vous conseillera peut-être de limiter votre activité physique, mais aussi sexuelle afin de ne pas stimuler davantage votre col.

L'AVIS DE la gynécologue-obstétricienne

Il est possible qu'on contre-indique les rapports sexuels. En début de grossesse notamment, en cas de saignement mais également en cas d'antécédent de nombreuses fausses couches spontanées précoces. Par la suite, si la grossesse évolue normalement, on peut reprendre une activité sexuelle normale. En cours de grossesse, on vous les interdira :

- en cas de placenta praevia (ou recouvrant) c'est-à-dire quand le placenta est situé en regard du col de l'utérus, car il pourrait entraîner un saignement dangereux pour le bébé ;
- en cas de menace d'accouchement prématuré ;
- ou encore dès que la poche des eaux est rompue (puisque le bébé n'est plus protégé des infections).

Ne vous inquiétez pas, si vous appartenez à l'un de ces cas, le médecin ou la sage-femme vous préciseront (en présence du conjoint, idéalement) la nécessité d'abstinence.

Y a-t-il des pratiques sexuelles interdites durant la grossesse ?

Question à 1 000 euros...

L'AVIS DE la gynécologue-obstétricienne

A priori, non, pas vraiment. Vous pouvez continuer à avoir la même vie sexuelle qu'auparavant. Votre état physique va probablement vous limiter pour certaines positions. Il faut éviter également d'appuyer sur votre ventre ou de donner des coups dans l'abdomen. Pour parler franc : il n'y a a priori pas de contre-indication aux rapports anaux ou oraux. Toutefois, nous déconseillons l'utilisation d'objets, notamment dans le vagin, surtout si ceux-ci ne sont pas prévus pour cet usage.

Que signifie le déclenchement à l'italienne ?

Quand le bébé tarde à venir et que le terme approche ou est dépassé, on compte en fait sur un rapport sexuel entre les futurs parents pour activer l'arrivée du bébé ! Au pire, ça occupe !

L'AVIS DE la sage-femme

Le sperme contient de la prostaglandine, une hormone qui provoque des contractions. De plus, l'orgasme de la femme peut entraîner lui aussi des contractions, de quoi stimuler ! Coup double en somme ! Seulement, le déclenchement à l'italienne ne fonctionne pas à tous les coups, loin de là…

Quelle position adopter en fin de grossesse pour faire l'amour ?

En fin de grossesse, le ventre prend des proportions impressionnantes et il peut devenir difficile d'avoir un rapport sexuel. Jouez avec différentes hauteurs avec votre compagnon à genoux au bout du lit par exemple, ou avec une chaise pour vous permettre de poser une de vos jambes, il faut faire preuve d'imagination.

Pour vous donner des idées concernant les positions à adopter durant la grossesse, nous vous conseillons d'aller faire un tour sur le site : http://9blogueurs9mois.blogspot.com, il s'agit d'un blog participatif autour de la grossesse où 9 blogueurs évoquent différentes thématiques dont celle de la sexualité. Nous vous conseillons particulièrement le Kâma-Sûtra de la grossesse avec une position différente par mois pour ne jamais être à cours d'inspiration. Inventif et surtout très drôle ! Si les rapports sexuels avec pénétration sont trop compliqués, il vous reste toujours le sexe oral ou les caresses.

Au bout de combien de temps pouvons-nous reprendre une activité sexuelle après la naissance ?

Tout dépend de votre rapidité à récupérer, de votre état de forme et surtout de votre envie. Il est raisonnable d'attendre au minimum une quinzaine de jours avant la reprise des activités sexuelles, si vous avez accouché par voie basse.

En cas d'épisiotomie, il faudra peut-être attendre un peu plus longtemps pour la reprise de l'activité sexuelle, car la zone est sensible et vous risquez d'avoir peur d'avoir mal. Il vous faudra attendre que tout cela soit bien consolidé, disons six semaines. Il s'agit d'un délai médical, mais c'est à vous de savoir quand vous vous sentez prête. Si vous appréhendez la douleur, parlez-en à votre compagnon pour une reprise des activités en douceur. Ce qu'il faut savoir, c'est que vous n'aurez peut-être pas la tête à ça ou tout simplement l'énergie et cela se comprend. Il est important que cela ne devienne pas un sujet tabou ou un sujet d'angoisse.

L'AVIS DE la sage-femme

Les séances de rééducation peuvent être l'occasion de parler de votre éventuelle difficulté à reprendre une vie sexuelle normale, d'une douleur persistante sur une cicatrice, etc.

➜ Petit jeu à faire en couple...

Voilà le moment de se détendre un peu en couple en faisant un petit jeu autour de votre grossesse. Rien à gagner, juste le plaisir de partager un moment ensemble pour parler de la grossesse et du bébé... Notez vos réponses, cela vous fera certainement sourire quand votre bébé sera dans vos bras.

Question 1 : Qui a parlé de faire un bébé en premier ?

Réponse de la maman : ....

Réponse du papa : ....

Question 2 : Quand avez-vous su que vous alliez devenir papa/maman ?

Réponse de la maman : ....

Réponse du papa : ....

Question 3 : Quel jour va-t-il naître selon vous ?

Réponse de la maman : ....

Réponse du papa : ....

Question 4 : À qui ce bébé va-t-il ressembler ?

Réponse et dessin de la maman : ....

Réponse et dessin du papa : ....

Question 5 : Quelle sera la taille du bébé ?

Réponse de la maman : ....

Réponse du papa : ....

Question 6 : Quel sera le poids du bébé ?

Réponse de la maman : ....

Réponse du papa : ....

Question subsidiaire : mettez chacun une main d'un côté du ventre. Appliquez une petite pression. Alors, qui a reçu une réponse en premier ?

....

Les angoisses

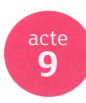

acte
9

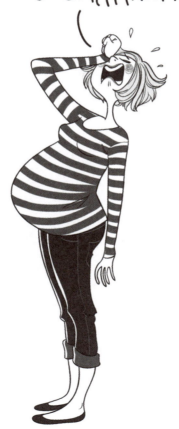

Ouverture

Cette grossesse vous donne parfois le vertige...
Les angoisses liées à la grossesse sont nombreuses,
fréquentes et surtout classiques. La plupart
du temps, le fait d'exprimer son angoisse et
de la confronter à la réalité permet de relâcher
la pression et de pouvoir passer à autre chose.
Vous le verrez, ces angoisses ne sont pas non plus
inutiles, elles vous permettent de passer certaines
étapes et de vous préparer à être maman. Une sorte
de construction en somme. Finalement, une future
maman qui s'inquiète et se questionne, c'est
une maman qui réalise que sa vie va changer et
qui s'y prépare. C'est plutôt rassurant ça, non ?
Il ne faut cependant pas vous laisser happer
par des peurs incontrôlées et des états qui
vous dépassent.

▶ Peurs pendant la grossesse

Qu'elles soient d'ordre médical ou relationnel, les angoisses autour du gros ventre sont légion et l'on se rend compte que finalement, beaucoup de femmes enceintes partagent les mêmes peurs. Sur ce coup-là, vous n'êtes pas si exceptionnelle que ça !

À quel moment le risque de fausse couche diminue-t-il ? T1

Une fausse couche est un arrêt spontané de la grossesse. Avant 12 SA, on parle de fausses couches précoces, après de fausses couches tardives (jusqu'à 22 SA) et ensuite, de mort fœtale intra-utérine. Le risque de faire une fausse couche diminue après la fin du premier trimestre, au cours duquel surviennent les trois quarts des fausses couches. C'est souvent pour cela que l'on préfère attendre ce terme pour annoncer la grossesse plus largement.

Ma mère et ma sœur ont fait des fausses couches, y a-t-il plus de risques pour ma grossesse ?

Les fausses couches spontanées qui arrivent de manière isolée ne sont pas héréditaires.

> **L'AVIS DE** la gynécologue-obstétricienne
>
> Pour ce qui est des FCS (fausses couches spontanées précoces), on commence à faire un bilan à partir du 3e épisode. La première fausse couche est tout à fait banale bien que douloureuse psychologiquement, mais statistiquement acceptable (10-15 % de FCS en cas de grossesse). Le plus souvent, elle est liée à un « œuf » mal formé ou des anomalies chromosomiques non viables que la nature élimine toute seule. La deuxième appartient au domaine du « pas de chance », mais est encore statistiquement acceptable. Au bout de la troisième, on recherche une cause pouvant l'expliquer. Parmi celles-ci, certaines anomalies du

caryotype peuvent en effet être familiales. Si votre mère ou votre sœur a une anomalie de ce genre, il faut le signaler à votre gynécologue, qui pourra rechercher cette anomalie chez vous après une FCS ; et ainsi vous donner un traitement adéquat pour donner les meilleures chances à votre grossesse. Malheureusement, il est possible qu'aucune cause ne soit retrouvée. Un traitement de principe est instauré et fonctionne le plus souvent. N'hésitez pas à consulter un professionnel, si vous ressentez le besoin d'une aide psychologique.

J'ai peur de la fausse couche et cela me gâche ma grossesse, que faire ?

C'est une peur bien classique.

L'AVIS DE la psychologue

L'annonce de la grossesse une fois qu'elle est faite est tout de même un coup de tonnerre. La grossesse rentre alors dans le réel, la maman est forcément ambivalente, c'est-à-dire qu'elle va avoir des sentiments partagés. On peut en avoir très envie, mais il y a toujours des sentiments, des émotions contradictoires, même si l'on n'en est pas consciente, on peut se dire « ai-je vraiment envie de ce bébé ? ». Les angoisses de l'inconscient vont par exemple se focaliser, se cristalliser sur des phobies ou des angoisses. Si ces angoisses prennent autant de place, cela dévie la culpabilité et offre un exutoire à l'ambivalence. Parlez-en à votre conjoint. Verbaliser la chose la rend moins effrayante. Partagez vos peurs avec votre médecin ou votre sage-femme, leur point de vue médical vous rassurera certainement.

J'ai peur que mon enfant soit anormal, l'échographie est-elle un examen fiable ?

L'échographie est utilisée pour détecter le maximum d'anomalies. Malheureusement, il arrive que tout ne soit pas détectable ou détecté par l'échographiste. Le fait d'avoir trois échographies permet de mettre le maximum de chances de son côté pour détecter les anomalies et les problèmes de croissance.

L'AVIS DE la spécialiste du diagnostic anténatal et de l'échographie

Les malformations fœtales les plus graves seront vues le plus souvent lors de l'échographie (surtout celle du 2e trimestre). Mais, même en cas d'échographie dite normale, certaines anomalies ne peuvent pas être éliminées. Il existe en effet des structures qui ne sont pas visibles à l'échographie. Sachez tout de même que dans l'immense majorité des cas, si votre échographie est normale, il n'y aura pas de mauvaise surprise à la naissance.

L'AVIS DE la psychologue

Mettre un enfant au monde, c'est une aventure extraordinaire pour chaque maman. C'est une entrée dans l'inconnu et cette inquiétude se cristallise fréquemment sur toutes les anomalies possibles pouvant affecter un bébé. Mettre au monde un enfant, c'est aussi prendre un risque, c'est donner la vie à un être différent de soi pour lequel on ne maîtrisera pas tout, ce sera « sa » vie et ce qu'on pressent de cette différence peut trouver comme expression « jusqu'à quel point sera-t-il différent de moi et de ce que j'attends »

Je n'aime pas mon corps qui change et ne le reconnais plus, comment me retrouver ?

Votre corps change, vous savez que c'est normal, et pourtant, vous n'arrivez pas à vous y faire…

L'AVIS DE la psychologue

La grossesse vient réactualiser des sentiments d'étrangeté par rapport au corps comme ceux vécus lors de la puberté et plus tard, la ménopause. La femme subit des transformations hormonales, affectives et psychiques. Voilà des choses que l'on ne maîtrise pas, tout ce que l'on peut faire, c'est lâcher prise et se regarder changer.

Je ne me sens pas prête à être mère, c'est normal ?

C'est assez logique finalement. Si ce bébé est votre premier, vous n'êtes pas encore mère activement même si vous l'êtes dans votre cœur. Vous n'avez pas encore enfilé la cape de super-héroïne qui va faire de vous la maman de ce bébé. À la naissance, vous allez rencontrer votre enfant. C'est ce petit être que vous avez porté qui va vous apprendre à être maman. Alors si vous n'êtes pas encore prête, rien ne presse.

> **L'AVIS DE** la psychologue
>
> On ne naît pas parent, on le devient. Celui qui nous apprend à être parent, c'est notre enfant.

Depuis que je suis enceinte, j'alterne les phases d'euphorie et de déprime, ça s'arrête quand ?

Si vous ne faites pas de baby-blues, vous devriez retrouver votre état normal à la fin de la grossesse. Les hormones entraînent une succession de montagnes russes de votre humeur surtout au premier trimestre. Il est difficile de ne pas être maîtresse de ses émotions et de ne pas trouver de raisons valables à votre irritabilité. Pleurez quand cela vous démange, si cela vous fait du bien, riez car c'est toujours ça de pris et attendez que la tempête passe. En essayant de préserver votre compagnon qui a sûrement du mal à vous reconnaître parfois !

> **L'AVIS DE** la psychologue
>
> En plus de l'effet hormonal, il se joue un remaniement affectif dans votre vie, notamment vis-à-vis de votre compagnon qui va devenir père et de votre position dans l'arbre généalogique de votre famille. Cet événement fragilise vos repères affectifs, il est tout à fait normal de ressentir ce type de yoyo émotionnel.

Je suis angoissée avant chaque rendez-vous médical. Je m'attends systématiquement au pire, est-ce classique ?

Une grossesse est quelque chose de naturelle et vous la vivez bien la majorité du temps. Cependant l'approche des rendez-vous médicaux crée chez vous une angoisse. La médicalisation de la grossesse est là pour vous accompagner au mieux. La grande majorité du temps, les consultations et les échographies sont là pour confirmer que tout se déroule bien et que votre bébé se développe parfaitement. Elles permettent de prendre en charge et d'apporter un suivi en conséquence si l'on détecte un quelconque problème. Souvenez-vous que la grossesse est un état physiologique nécessitant une surveillance mais pas une maladie. Très peu de grossesses connaissent de graves complications.

L'AVIS DE la psychologue

Ces rendez-vous balisent, en quelque sorte, le déroulement de la grossesse, ce sont des étapes qui viennent confirmer que tout va bien dans la grande majorité des cas. Ils viennent aussi marquer la temporalité de cet état et les étapes qui se franchissent et rapprochent du terme.

Le choix du prénom de mon bébé me stresse, est-ce normal ?

Le choix du prénom est une sacrée étape dans votre rôle de parent ! Votre enfant va le porter toute sa vie et vous souhaitez évidemment qu'il le porte avec fierté et non comme un fardeau. Chaque parent va trouver une justification au prénom de son enfant : il en aime la sonorité, son originalité, sa signification, son histoire… Cependant, de nombreux critères (familiaux, sociaux, régionaux, sociétaux, relatifs au niveau de vie, etc.) entrent en ligne de compte pour ce choix sans que l'on s'en rende compte forcément.

À travers le choix de ce prénom, vous voulez aussi et surtout transmettre votre amour et trouver le plus beau prénom du monde pour cet enfant que vous allez aimer infiniment (et c'est déjà le cas). L'enjeu est donc de taille. Prenez votre temps, multipliez les listes, prononcez 50 fois les prénoms qui vous plaisent pour vous approprier leur sonorité, réfléchissez à la combinaison avec votre nom de famille, laissez-vous la possibilité de changer d'avis, même au dernier moment. Peut-être que votre bébé aura une tête qui vous inspirera un nouveau prénom…

Si cela vous rassure, vous pouvez demander leur avis à vos proches, mais le risque est d'entendre des choses qui vont vous dégoûter du prénom comme « ah, j'ai connu une Micheline, elle était moche » ou « tu veux l'appeler Maurice, tout le monde va se moquer de lui à l'école ».

L'AVIS DE la psychologue

Le choix d'un prénom est toujours surdéterminé et on ne projette pas la même chose sur un bébé qu'on veut appeler Ange ou Lolita. Souvent la raison invoquée dans le choix par les parents est très lointaine de la vérité de leur inconscient.

J'aime les prénoms très rares, est-ce lourd à porter pour un enfant ?

Donner un prénom rare, c'est offrir à son enfant une manière de se distinguer. Si le prénom ne porte pas à la moquerie, et si vous lui parlez très tôt de son prénom de manière positive, l'enfant le vivra très bien !

L'AVIS DE la psychologue

Un prénom rare n'est pas un handicap s'il vous plaît à vous parents, s'il a une valeur affective, par exemple s'il est en lien avec l'histoire familiale (après tout, on peut adorer sa tante Radegonde et vouloir transmettre son prénom !).

J'ai envie d'organiser une baby-shower, est-ce une bonne idée ? T3

La baby-shower est une tradition américaine qui connaît ses débuts en France depuis quelques années. La baby-shower est à la naissance ce que l'enterrement de vie de célibataire est au mariage. Elle se déroule lors du dernier trimestre de grossesse, mais pas trop près de la date d'accouchement pour que la maman soit encore en forme. Vous pouvez organiser vous-même votre baby-shower ou demander à une amie de l'organiser pour vous. Vos amies vont se retrouver autour de votre ventre pour un goûter entre filles. C'est l'occasion de se retrouver une dernière fois entourée par celles que vous aimez avant l'arrivée de votre bébé. Il est coutume d'offrir à la maman des présents pour le bébé à venir (layette, peluches), mais aussi des cadeaux pour qu'elle se fasse plaisir (massage, lingerie post-accouchement), cela peut d'ailleurs être l'occasion d'ouvrir une liste de naissance. Il est également de bon ton d'organiser des activités : enfilage de couches sur poupées où vous serez chronométrée, lancer de paris sur le sexe (s'il est inconnu, sinon, y'a pas de jeu, hein), sur la taille et le poids du bébé à la naissance... La star de la baby-shower étant bien souvent le gâteau de couches pour bébé agrémenté de bonbons. Bref, il s'agit d'une fête bon enfant.

L'idée peut paraître un peu saugrenue pour notre société française, mais si l'envie est là, ne vous privez pas !

L'AVIS DE la psychologue

Dans notre société, les étapes ne sont plus marquées alors que dans les sociétés primitives, les rites étaient très balisés, on est peut-être en recherche de nouveaux rites de passage. On enterre peut-être aussi sa vie « d'avant »... On a l'impression que les repères affectifs, familiaux et sociaux ne sont plus assez « contenants » pour aborder les différentes étapes et transformation de la vie. Ces rites peuvent être aussi très « marketing ». Mais ça ne concerne pas que la grossesse et si cela fait plaisir, pourquoi pas...

Je n'aime pas être enceinte, comment éviter de culpabiliser ?

Vous êtes enceinte, vous pensez que tout le monde attend de vous d'être heureuse 24 heures sur 24, épanouie que vous êtes dans cette mission de porter la vie en votre sein. De plus en plus, les tabous tombent et certaines femmes osent dire que la grossesse n'est pas un état qu'elles aiment particulièrement. Les maux, les angoisses, les restrictions, tout cela vous pèse et vous n'avez qu'une hâte, que cette grossesse se termine pour quitter votre costume de femme enceinte. Si cette culpabilité s'accompagne de tristesse, vous souffrez peut-être de dépression prénatale, parlez-en à la personne qui effectue votre suivi.

L'AVIS DE la psychologue

Si c'est une grossesse désirée, on revient à la question de l'ambivalence et de l'angoisse du changement évoquées page 196, sur la peur des fausses couches. Mais il se peut aussi effectivement que la déclaration d'une grossesse fasse remonter des réactions inconscientes, des angoisses qu'on ne comprend pas voire une dépression. Faire part de ses sentiments à la personne chargée de son suivi est très important.

Je culpabilise de ne pas arriver à faire mon métier comme avant, que faire ?

Certes, la grossesse n'est pas une maladie, mais elle peut vous limiter dans certains domaines et parfois, elle empiète sur votre vie professionnelle. Vous culpabilisez par rapport à vos chefs ou à vos clients. Vous vous sentez inutile ou moins efficiente et cela commence à vous peser.

L'AVIS DE la psychologue

Gardez en tête que c'est un état temporaire, même si le fait de devenir mère de famille ne vous laissera pas la disponibilité d'avant et va modifier votre rapport à la vie sociale. Il vous faudra faire le deuil de cette disponibilité totale que vous aviez peut-être par rapport à votre travail, ce qui ne veut pas dire que vous serez moins efficace. Vous appréhenderez les choses d'une autre manière, vos priorités changeront certainement.

J'ai peur de m'ennuyer pendant mon congé prénatal, c'est normal ? T3

Depuis des années, vous vivez à 100 à l'heure. Vous travaillez, vous voyez vos amis, vous sortez, vous voyagez, quel rythme ! La grossesse a déjà dû vous faire lever (un peu) le pied sur vos activités, mais vous angoissez à l'arrivée de votre congé prénatal et des longues journées qui seront devant vous. Ne vous inquiétez pas, même si vous êtes en pleine forme, la fin de grossesse demande un peu de repos. Vous allez faire de jolies siestes sur votre canapé (puisque les nuits sont en général plus difficiles), vous allez vous occuper des derniers préparatifs (la chambre, les derniers achats, la valise maternité, etc.).

L'AVIS DE la psychologue

Il y a la peur de l'inactivité effectivement, mais cette période est aussi un moment ou l'on se retrouve seule face à soi-même et où il n'y a plus de dérivatif face à l'attente… On est dans la dernière ligne droite, l'attente est un peu exacerbée. On se sent lourde et peu mobile, et on a généralement hâte de la « délivrance » On vit beaucoup dans l'attente et la machine à fantasmes a le temps de tourner à plein régime.

Est-ce que le fait de devenir mère va changer mes relations avec mes parents et quelle place accorder aux interventions des grands-mères ?

La représentation familiale va changer pour tout le monde surtout s'il s'agit de votre premier enfant. Tout le monde monte d'un cran : la fille devient mère, la mère grand-mère, et c'est tout un remaniement psychique pour que chacun trouve sa nouvelle place. Vos parents ne vous verront plus uniquement comme leur fille, mais également comme la mère de leur petit-fils (petite-fille) avec qui ils auront une relation singulière, c'est-à-dire de personne à personne.

L'AVIS DE la psychologue

Il est important que vous et votre conjoint installiez votre histoire en tant que couple et parents, mais il est aussi enrichissant de bénéficier de l'expérience et des conseils des générations précédentes. En étant attentif à ce que chacun reste à sa place. C'est votre rôle de parents de mettre des limites aux interventions parfois envahissantes des grands-mères (même si, on vous l'accorde, cela peut être très difficile, notamment avec sa belle-mère).

▶ Peurs autour de la naissance

Les peurs et les angoisses liées à l'accouchement sont nombreuses et bien souvent liées à ce que l'on a pu entendre dans son entourage. L'accouchement, c'est aussi l'inconnu pour qui n'a jamais accouché. Et l'inconnu, parfois, ça fait (très) peur.

J'ai peur d'être une mauvaise mère, vais-je y arriver ?

Sincèrement, qui ne s'est pas posé la question au moins une fois ?

L'AVIS DE la psychologue

Bien sûr, cela se met en place petit à petit. On ne naît pas mère, on le devient et le meilleur enseignant pour ça est le bébé. C'est lui qui nous apprend à devenir parent. Souvent d'ailleurs de façon un peu éloignée de ce qu'on pouvait imaginer et aussi avec moins de doutes que ce que l'on pouvait craindre... On s'ajuste !

Est-ce que mon bébé peut ne pas m'aimer ?
Absolument impossible...

L'AVIS DE la psychologue
Non. Les relations peuvent être compliquées à s'établir, mais il faut savoir que le bébé est en attente de cette relation-là, de cet attachement. Il faut parfois un ajustement. Un bébé qui pleure beaucoup ne va pas correspondre à l'image de l'affection que l'on attend ; on va penser qu'il pleure parce qu'il n'aime pas sa maman mais il va l'aimer quelle qu'elle soit.

L'AVIS DE la sage-femme
Si, de façon répétée, vous vous sentez envahie par des pensées négatives vis-à-vis de votre bébé : mon bébé ne m'aime pas, il me juge, il voit que je suis une maman super-nulle, il fait exprès de détourner son regard pour ne pas me regarder, etc., une dépression post-natale est peut-être en train de poindre à l'horizon. Ne restez pas seule avec tout ça, parlez-en à votre conjoint, ou votre médecin ou sage-femme, ou allez sur des sites spécialisés comme celui de Maman blues : www.maman-blues.fr

Vais-je aimer mon bébé tout de suite ?
On idéalise beaucoup la naissance et si certaines disent avoir aimé leur bébé au premier regard, d'autres mettent un peu plus de temps.

L'AVIS DE la psychologue
Pas forcément. Il faut parfois un temps d'adaptation, car c'est un grand bouleversement. Mais, dans la majorité des cas, les liens que l'on tisse avec son nouveau-né nous font le reconnaître comme nôtre. Faites-vous confiance face à ce sentiment d'étrangeté ou d'incompétence, comme les gestes,

l'affection s'affine au fil du temps. Si vous vous sentez réellement en difficulté par rapport à ces sentiments, prenez conseil et parlez-en.

J'ai peur d'accoucher. Comment me rassurer ?

Chaque femme ressent à un moment une peur à l'approche de l'accouchement. Peur de l'inconnu, peur de ne pas savoir faire, peur d'avoir mal, peur pour son bébé… Votre peur est bien souvent alimentée par les récits d'accouchements des copines qui ne se rendent pas forcément compte à quel point leurs récits d'anciennes combattantes peuvent effrayer une primipare. Vous devez réagir !!! Tout d'abord en verbalisant cette peur à votre mari, votre sage-femme, une amie bienveillante… Le fait de confier cette peur va déjà vous alléger. Continuez sur ce chemin en préparant votre accouchement. Ce que vous allez appréhender vous fera moins peur, apprendre des choses permet de les envisager. Ne faites surtout pas l'impasse sur les cours de préparation. Ils vont vous donner l'occasion de partager ce sentiment et de regarder votre peur en face. Si c'est le fait d'accoucher par voie basse qui vous fait peur, ne voyez pas la césarienne (voir page 149) comme une porte de sortie facile. C'est une intervention chirurgicale qui comporte plus de risque qu'un accouchement classique. Ayez confiance en vous, vous pouvez accoucher, votre corps s'y prépare pendant 9 mois et vous allez le faire !

> **L'AVIS DE** la psychologue
>
> Cette angoisse de l'accouchement fait écho à la prédiction « tu accoucheras dans la douleur ». Cette prédiction s'est transmise depuis la nuit des temps et s'est alimentée des récits terrifiants d'accouchements à une époque où effectivement, il était fréquent de mourir en couches et qu'il n'y avait pas ou peu de moyens pour soulager la douleur des « parturientes ». Cela fait donc partie de notre représentation collective. Depuis la médicalisation de l'accouchement et la possibilité d'utiliser la péridurale, ces angoisses ont moins de raison d'être, mais il en reste des traces alimentées par les récits de l'entourage ou l'expérience personnelle d'un accouchement difficile.

L'AVIS DE la sage-femme

D'ailleurs, dans d'autres cultures qui ne transmettent pas cette croyance, on ne retrouve pas une telle peur de la douleur. Oui, c'est vrai que ça fait mal d'accoucher, on ne va pas vous dire le contraire. Mais quand tout se passe normalement, c'est une douleur certes intense, mais toujours supportable.

Je ne veux pas accoucher. Ça n'est pas une question, c'est comme ça, je n'accoucherai pas.

Cette pensée est souvent transitoire et donc pas vraiment inquiétante. Essayez de vous tranquilliser et de changer votre opinion en lisant les conseils précédents.

L'AVIS DE la psychologue

Il existe une pathologie rare, la tokophobie : la peur panique d'accoucher. Comme son nom l'indique, c'est une phobie, donc un processus pathologique qui peut avoir des racines diverses, mais qu'il convient de prendre en charge sur le plan psychologique ou psychiatrique, car il peut y avoir des conséquences et des complications ennuyeuses. C'est une angoisse morbide qui vient s'ancrer dans une représentation terrifiante de l'accouchement. La médicalisation de la grossesse et de l'accouchement ne rassure paradoxalement pas ces femmes.

Le papa a peur de faire un malaise pendant l'accouchement, comment le rassurer ？

L'hôpital peut faire peur et impressionner. Le papa va vous voir dans une situation peut-être difficile, et cela l'angoisse. Expliquez-lui que vous avez besoin de lui justement et que sa présence est un soutien. S'il est vraiment très impressionnable et ne se sent pas de vous accompagner, car il risque de tourner de l'œil, c'est qu'il connaît ses limites. Il peut toujours essayer de vous accompagner et sortir si vraiment il trouve cela trop difficile. Qu'il n'hésite pas à signaler aux personnes présentes en salle de naissance s'il ne se sent pas bien avant de perdre connaissance ! Cependant les papas sont souvent étonnants lors des accouchements.

L'AVIS DE la sage-femme

Plus il saura comment participer activement : en vous aidant (par exemple en vous massant avec douceur la nuque ou les épaules entre les contractions pour vous permettre de vous détendre), en vous encourageant, en vous faisant rire aussi, pourquoi pas, bref moins il sera dans une position d'être passif et impuissant à vous soutenir dans ce grand moment, plus il se sentira utile, et plus il aura lui aussi un bon vécu de cette naissance.

Comment être sûre que mon bébé ne sera pas confondu avec un autre ?

Juste après la naissance, on lui fait porter deux petits bracelets (l'un au poignet, l'autre à la cheville) avec son nom, son prénom, sa date de naissance. En général, ces bracelets sont installés sur le ventre de la maman. Si jamais votre enfant doit sortir de la salle d'accouchement, le papa peut l'accompagner en salle de soins. Et puis, vous le reconnaîtrez votre bébé, ça sera le plus beau de tous !

Le baby-blues, c'est quoi ?

Après l'accouchement, certaines femmes (le pourcentage est difficile à établir mais estimé à 1 femme sur 2) vivent ce que l'on appelle un baby-blues entre le 2e et le 4e jour après l'accouchement. Vous vous sentez triste, vous pleurez beaucoup et pour un rien, vos émotions vous submergent, vous avez l'impression de mal vous y prendre avec votre bébé et vous ne comprenez pas pourquoi vous ne sautez pas de joie alors que vous tenez dans vos bras le plus joli bébé du monde. Le baby-blues ne dure que 24 à 48 heures, vous allez vite vous remettre sur pied moralement !

→ La dépression post-partum

Il s'agit d'une vraie maladie contrairement au baby-blues. Elle est plus tardive et plus préoccupante, et survient dans les 4 à 12 semaines suivant l'accouchement et peut durer plusieurs mois. La maman va se sentir angoissée, manquer d'appétit, perdre confiance en elle, ne pas prendre plaisir à effectuer ses tâches maternelles, souffrir d'insomnie, de troubles du sommeil, de maux de tête, ressentir des vertiges, être agacée par son bébé (et culpabiliser ensuite), etc. On estime qu'au moins une femme sur 10 en souffrirait et pourtant, cela reste encore un sujet délicat dont on a honte de parler. Si vous avez des idées noires ou ressentez certains des symptômes évoqués, ne tardez surtout pas à alerter votre entourage et à vous faire prendre en main de manière psychologique. Il s'agit de votre propre santé, de celle de votre enfant, mais également de votre vie de couple et de famille.

L'AVIS DE la psychologue

C'est une indication de consultation pour se faire accompagner psychologiquement ou médicalement. Si la dépression du post-partum n'est pas prise en charge, les relations précoces avec le bébé risquent d'être perturbées et vont ainsi alimenter le cercle vicieux de la dépression.

L'AVIS DE la sage-femme

Comme déjà dit ci-dessus, ne restez pas seule avec tout ça, parlez-en à votre conjoint, ou votre médecin ou sage-femme, ou allez sur des sites spécialisés comme celui de Maman blues : www.maman-blues.fr

→ Notes

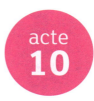

acte
10

L'administratif et le travail

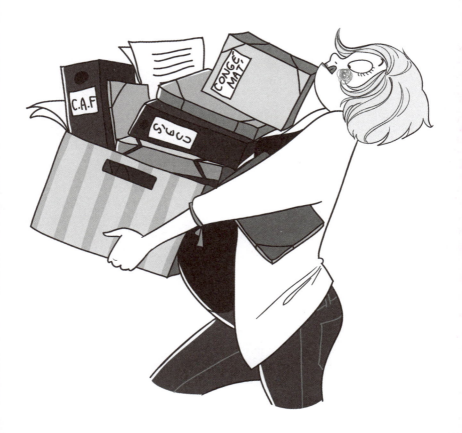

Ouverture

Rares sont celles qui y prennent plaisir, mais il faut pourtant mettre le nez dans les papiers et s'atteler à différentes démarches administratives durant la grossesse et après la naissance. Ne partez pas en courant, ne fuyez pas lâchement devant l'ennemi, avec un peu de sang-froid, vous réussirez à affronter le côté administratif de la chose.

▶ L'administratif

Déclarer la grossesse, reconnaître l'enfant, choisir son nom de famille… Bienvenue dans le monde merveilleux des parents !

À quels organismes déclarer ma grossesse ? T1

Lors de votre première consultation obligatoire au premier trimestre (voir page 101), votre médecin ou votre sage-femme vous délivrera une déclaration de grossesse. Il faut la faire parvenir à votre Caisse primaire d'assurance maladie (CPAM) et à votre Caisse d'allocations familiales (CAF). La déclaration transmise à la CAF doit l'être dans les 14 premières SG (16 SA). Si vous n'êtes pas encore affiliée à la caf, vous pouvez trouver celle dont vous dépendez sur Internet sur www.caf.fr

Comment la Sécurité sociale prend-elle financièrement en charge ma grossesse ?

Vous bénéficierez d'une prise en charge à 100 % de l'ensemble des frais médicaux (en lien ou non avec votre grossesse) au titre de l'assurance maternité et cela du 1er jour du 6e mois de grossesse jusqu'au 12e jour après la date de l'accouchement. À condition d'avoir envoyé votre déclaration de grossesse. Attention, on entend 100 % des frais à hauteur de ce que prend en charge la Sécurité sociale, les dépassements notamment avec un spécialiste restent à votre charge ou à celle de votre mutuelle. Avant le 1er jour du 6e mois, vous bénéficiez de votre couverture habituelle.

Les examens et actes pris en charge sont : les 7 examens médicaux obligatoires, les 3 échographies, les 8 séances de préparation à l'accouchement (si elles sont effectuées par une sage-femme ou un médecin), l'amniocentèse et le caryotype fœtal (sous réserve), les honoraires d'accouchement, la péridurale, les frais de séjour à l'hôpital ou en clinique conventionnée dans la limite de 12 jours et en dehors des frais pour confort personnel (chambre particulière, télévision, etc.), les frais de transport à l'hôpital ou à la clinique, en ambulance ou autre, sur prescription médicale, les séances de suivi postnatal (2 au maximum), un examen médical post-natal obligatoire, les séances de rééducation périnéale prescrites après l'accouchement (sous réserve d'entente préalable). Les frais médicaux, pharmaceutiques, d'analyses et d'examens de laboratoires, d'appareillage et d'hospitalisation sont également pris en charge à 100 % au titre de l'assurance maternité du 1er jour du 6e mois de grossesse jusqu'au 12e jour après la date de l'accouchement. Cette prise en charge est valable que les frais soient en rapport ou non avec la grossesse. De plus, vous serez exonérée de la participation forfaitaire de 1 € et de la franchise médicale sur les médicaments, les actes paramédicaux et sur les transports.

Existe-t-il une prime de naissance ?
Oui, la CAF propose une prime de naissance non négligeable d'une valeur d'environ 900 euros (903,07 euros en 2011). Le dossier sera étudié au cours du 6e mois suivant votre début de grossesse. Il faut avoir déclaré sa grossesse avant la fin de la 14e semaine (16 SA) et ne pas dépasser un certain plafond de revenus. Cette prime sera versée au cours du 7e mois de grossesse. En cas de naissances multiples, il est versé autant de primes que d'enfants à naître. Renseignez-vous également auprès de votre mutuelle. Elles font parfois bénéficier leurs clients d'une prime après la naissance. Certains employeurs offrent également un bonus à leurs salariés lors d'événements heureux (mariage, naissance, adoption), renseignez-vous.

Quand le papa doit-il reconnaître l'enfant ?
Si vous êtes mariés, cela n'est pas nécessaire, votre mari est automatiquement considéré comme le père du bébé. Si vous n'êtes pas mariés, le futur papa doit se rendre en mairie pour remplir une déclaration prénatale. Il reconnaît officiellement que l'enfant que vous portez est bien le sien. Ainsi, si votre compagnon venait à disparaître, votre enfant ne naîtra pas « de père inconnu », mais sera officiellement reconnu « fils ou fille de ». On appelle également cette reconnaissance une « déclaration sur le ventre ».

Que dit la loi concernant le nom de famille de l'enfant ?

Il existe différentes possibilités en ce qui concerne le nom de famille que va porter votre enfant. Le choix est beaucoup plus ouvert qu'avant. L'enfant portera, au choix, le nom du père ou de la mère ou les deux accolés dans l'ordre souhaité par les parents s'ils sont mariés ou si l'enfant a été reconnu par le père. Ce nom choisi est irrévocable et devra être donné à tous les enfants issus d'un même couple. L'officier de l'État civil du lieu de naissance de votre enfant enregistrera par écrit votre déclaration. Si les parents n'effectuent pas cette déclaration, l'enfant portera le nom de la mère, si le père n'a pas reconnu l'enfant à sa naissance, ou le nom du père si la filiation est établie simultanément à l'égard du père et de la mère. Dans le premier cas, si le père reconnaît l'enfant plus tard, les parents pourront décider de substituer le nom du père au nom de la mère ou d'accoler les deux noms si l'enfant est mineur, et à partir de 13 ans, l'enfant doit donner son consentement.

Si nous ne sommes pas mariés, va-t-on avoir un livret de famille ?

Oui, on vous remettra un livret de famille à la naissance du premier enfant de votre couple. La mairie du lieu de naissance de votre enfant y inscrira les informations relatives à la naissance de l'enfant puis le transmettra aux mairies de naissance des parents. Le livret de famille ainsi complété sera renvoyé à la mairie du lieu de naissance qui vous le remettra.

Quels papiers prendre sur soi le jour de l'accouchement ?

À l'approche du terme, préparez les papiers dont vous pourriez avoir besoin dans une pochette afin de ne pas les chercher au dernier moment. Prenez votre dossier de grossesse complet (normalement, l'hôpital l'a en sa possession, mais on ne sait jamais) avec les examens complémentaires que vous avez pu passer (prise de sang, radiopelvimétrie) et votre livret de famille, si vous en avez déjà un. Prenez éventuellement votre carte d'identité, votre carte vitale, votre carte de mutuelle et votre carte de groupe sanguin, mais elles doivent déjà figurer dans votre dossier d'inscription. Rassurez-vous, s'il vous manque des papiers ou si vous avez dû partir en urgence à la maternité sans avoir pu repasser chez vous, vous pourrez toujours les donner plus tard.

À qui vais-je devoir annoncer la naissance de mon enfant au niveau administratif ? T3

Vous aurez envie de l'annoncer au monde entier, mais il vous faudra aussi prévenir différents organismes : la Caisse d'Allocations Familiales (CAF), la Sécurité sociale (pour que le bébé soit affilié sur votre carte vitale ou celle du papa), votre mutuelle (pour son inscription sur votre contrat et pour une prime de naissance éventuellement), votre assurance maison (pour l'ajouter à votre contrat), les crèches auprès desquelles il est préinscrit (pour confirmer votre demande), votre employeur (pour les dates de votre congé et éventuellement la prime de naissance) et l'employeur du papa (pour ses droits au congé paternité et éventuellement la prime de naissance).

Pour le texte, faites simple : « Madame, Monsieur, j'ai le plaisir de vous annoncer la naissance de mon fils/ma fille *prénoms nom*, né(e) le *jour/mois/année* à *lieu de naissance*. Merci de prendre en compte cette naissance ». Si vous ne savez pas quoi faire avant d'accoucher, préparez les enveloppes avec les adresses, cela vous évitera de perdre un temps précieux une fois le bébé de retour à la maison.

À quel moment faut-il chercher un mode de garde ? T2 T3

Tout dépend de la région où vous vivez ! En Île-de-France par exemple, la concentration démographique est telle que vous pouvez vous y prendre dès que vous avez envoyé votre déclaration de grossesse. Sinon, vous pouvez chercher vers la fin du 2e trimestre. Renseignez-vous auprès de votre mairie, la ville organise parfois des réunions d'informations avec tous les représentants des modes de garde pour vous renseigner et vous aider dans vos démarches d'inscription. Sinon, prenez conseil auprès de la PMI (Protection Maternelle et Infantile) qui pourra vous fournir notamment la liste des assistantes maternelles agréées de votre ville ou encore le RAM (Relais des Assistants Maternels). Si vous cherchez une place chez une assistante maternelle ou pour une garde partagée pour septembre, débutez vos démarches dès le mois de mai.

▶ Le travail

Grossesse et travail, voilà deux univers qui vont devoir cohabiter durant quelques mois. Votre statut de femme enceinte fait de vous une employée un peu spéciale, et la loi vous protège à différents niveaux, il est important pour vous de connaître vos droits durant cette période.

Quand dois-je signaler ma grossesse à mon employeur ? T1

Vous pouvez signaler votre grossesse à votre employeur quand vous le souhaitez. Nous vous conseillons toutefois de lui annoncer après l'envoi de votre déclaration de grossesse (voir page 213), mais avant que cela ne soit visible afin d'éviter les relations tendues entre vous. Prévenez-le par oral, mais surtout, par écrit en lettre recommandée avec avis de réception ou bien en mains propres contre décharge. Cela n'est pas obligatoire, mais en cas de litige juridique, vous pourrez ainsi prouver que vous aviez prévenu votre employeur à telle date. Accompagnez cette lettre d'une photocopie de votre déclaration de grossesse ou d'un certificat l'attestant. Précisez bien vos dates de début et de fin de congé maternité. Une fois que vous avez signalé votre état, vous pouvez bénéficier de dispositions législatives et réglementaires qui vous protègent. À noter que vous ne pouvez pas être sanctionnée pour avoir caché votre grossesse.

L'AVIS DE l'avocate

La loi garantit à la salariée enceinte une protection en particulier contre les mesures discriminatoires. Ainsi, l'employeur ne doit pas prendre en considération l'état de grossesse d'une femme pour notamment :

- refuser de l'embaucher ;
- rompre son contrat de travail y compris au cours de la période d'essai ;
- prononcer une mutation d'emploi ;
- la sanctionner ;
- prendre toute mesure discriminatoire.

Il est interdit à l'employeur de rechercher ou de faire rechercher toutes informations concernant l'état de grossesse d'une candidate à un emploi ou d'une salariée.

Toute violation des dispositions légales relatives à la protection liée à la grossesse peut être sanctionnée sur le plan civil, mais également sur le plan pénal.

La salariée n'est pas tenue d'informer son employeur de son état de grossesse.

Toutefois, pour pouvoir bénéficier de la protection légale, celle-ci devra remettre en main propre contre décharge ou envoyer en recommandé avec demande d'avis de réception à son employeur le certificat médical attestant de son état de grossesse et de la date présumée de son accouchement ou la date effective de celui-ci, ainsi que, s'il y a lieu, de l'existence et la durée prévisible de son état pathologique nécessitant un allongement de la période de suspension de son contrat de travail.

L'absence de remise ou d'envoi du certificat médical ne prive pas la salariée enceinte de la protection légale. En effet, celle-ci est protégée dès lors que l'employeur a connaissance de son état de grossesse. L'envoi du certificat médical de grossesse permet d'en faciliter la preuve.

Puis-je être licenciée pendant ma grossesse ?

Non, ce statut vous protège du licenciement à quelques nuances près.

L'AVIS DE l'avocate

La salariée enceinte bénéficie d'une protection spécifique contre le licenciement dès lors que l'employeur a connaissance de son état de grossesse. La loi distingue deux types de période de protection :

- La période de protection absolue correspondant à la période de congé de maternité : la rupture du contrat de travail de la salariée, quel qu'en soit le motif, ne peut pas prendre effet ou être notifiée pendant cette période.

- Les périodes de protection relative correspondant à la période d'état de grossesse médicalement constaté avant le début du congé de maternité, et à la période de 4 semaines suivant la fin du congé de maternité. Pendant ces périodes de

protection relative, l'employeur ne peut pas licencier la salariée enceinte, excepté pour l'un des deux motifs suivants :
- la faute grave non liée à l'état de grossesse ;
- l'impossibilité de maintenir le contrat de travail pour un motif étranger à la grossesse ou à l'accouchement.

Dans l'hypothèse où la salariée n'aurait pas informé son employeur de son état de grossesse avant la notification du licenciement, celle-ci dispose d'un délai de quinze jours à compter de la date où la notification de ce licenciement est portée à sa connaissance pour lui adresser par lettre recommandée, avec demande d'avis de réception, son certificat médical de grossesse. Dans ce cas, le licenciement devrait être annulé, excepté si celui-ci était justifié par une faute grave non liée à l'état de grossesse ou une impossibilité de maintenir le contrat pour un motif étranger à la grossesse ou à l'accouchement.

Ma période d'essai peut-elle être rompue dès lors que je suis enceinte ?

En principe, l'employeur pourrait rompre votre période d'essai sans avoir à motiver sa décision s'il estime que vous ne disposez pas des capacités professionnelles pour occuper votre emploi. Cette rupture ne doit pas être abusive ou discriminatoire. En effet, il est interdit de mettre fin à une période d'essai en raison d'une grossesse.

L'AVIS DE l'avocate

La protection spéciale des salariées enceintes contre le licenciement ne s'applique pas en période d'essai. Ainsi l'employeur conserve la possibilité de rompre la période d'essai d'une salariée enceinte sans avoir à motiver sa décision. Toutefois, celui-ci ne doit pas prendre en compte l'état de grossesse de la salariée pour résilier le contrat en période d'essai.

En cas de discrimination en raison de l'état de grossesse, la rupture de la période d'essai serait nulle.

En cas de contentieux, il appartiendrait à la salariée de présenter des éléments de faits laissant supposer une discrimination en raison de son état de grossesse. En pratique, la salariée pourrait notamment verser aux débats une copie de la lettre adressée à son employeur accompagnée de son certificat de grossesse, des témoignages ou tout élément permettant de démontrer que la décision de l'employeur de rompre le contrat de travail serait liée à l'état de grossesse de cette salariée.

L'employeur devrait alors prouver que sa décision était justifiée par des éléments objectifs étrangers à toute discrimination liée à l'état de grossesse.

Si un doute subsiste, il pourrait profiter à la salariée.

Est-il vrai que je peux démissionner du jour au lendemain, si je suis enceinte ?

Vous avez effectivement droit à la démission sans préavis (sous réserve de vous trouver « en état de grossesse apparente ») et sans avoir à verser d'indemnité de rupture.

L'AVIS DE l'avocate

Dans ce cas, la salariée n'aurait le droit à aucune indemnité de licenciement. Par ailleurs, la salariée ne pourrait revenir à son poste à l'issue de son congé maternité. Enfin la démission en raison de l'état de grossesse n'est pas un motif de démission légitime permettant ultérieurement l'ouverture des droits au chômage.

Je suis au chômage, que va-t-il se passer ?

Si vous êtes indemnisée pendant votre chômage, vos indemnités seront suspendues le temps de votre congé maternité et la Sécurité sociale prendra le relais en ce qui concerne le paiement de vos indemnités journalières qui seront calculées sur votre ancien salaire.

L'AVIS DE l'avocate

Si l'assurée bénéficie ou a bénéficié au cours des douze derniers mois d'une allocation de Pôle emploi ou si celle-ci a cessé son activité salariée depuis moins de douze mois, c'est l'activité, avant son indemnisation chômage, qui détermine les règles d'attribution et le calcul de l'indemnité journalière maternité. Le montant de l'indemnité journalière maternité est alors calculé sur la moyenne des salaires nets des trois derniers mois qui précèdent la date d'effet de la rupture de son contrat de travail. Le mode de calcul est alors le même que celui d'une salariée. En cas d'activité discontinue, le calcul se base sur les douze derniers mois.

À l'issue du congé maternité, l'intéressée doit se réinscrire au Pôle emploi.

Puis-je bénéficier d'un temps de travail diminué ?

Certaines conventions collectives prévoient un aménagement du temps de travail, renseignez-vous auprès du service des ressources humaines afin de savoir si vous êtes concernée, car cela serait dommage de passer à côté d'un peu de temps libre pour vous.

Suis-je autorisée à me rendre à mes consultations obligatoires sur mon temps de travail ?

Vous pouvez effectivement bénéficier d'une autorisation d'absence pour vous rendre aux examens médicaux obligatoires.

> **L'AVIS DE** l'avocate
>
> La salariée bénéficie d'une autorisation d'absence pour se rendre aux examens médicaux obligatoires dans le cadre de la surveillance médicale de la grossesse et des suites de l'accouchement. Ces absences n'entraînent aucune diminution de la rémunération et sont assimilées à une période de travail effectif pour la détermination de la durée des congés payés ainsi que pour les droits légaux ou conventionnels acquis par la salariée au titre de son ancienneté dans l'entreprise.

J'ai un entretien d'embauche, suis-je obligée de dire que je suis enceinte ?

Vous n'avez aucune obligation de mentionner votre état durant cet entretien. Simplement, nous vous conseillons de prévenir les employeurs potentiels afin d'établir un climat de confiance entre vous. Leur annoncer que vous êtes enceinte après la signature de votre contrat est certes légal, mais pas vraiment *fair-play*. Si vous ne le signalez pas, ce n'est pas un motif de licenciement ou de rupture de contrat.

L'AVIS DE l'avocate

L'employeur ne peut effectivement refuser d'embaucher une candidate à un emploi en raison de son état de grossesse. Il s'agirait d'une discrimination à l'embauche. De même, il ne peut sanctionner une salariée pour lui avoir dissimulé son état de grossesse lors de son engagement. Le licenciement ultérieur fondé sur ce motif serait discriminatoire et donc nul.

Combien vais-je toucher par rapport à mon salaire actuel pendant mon congé maternité ?

C'est la Caisse primaire d'assurance maladie qui va vous rémunérer durant votre congé maternité. Pour avoir droit aux indemnités journalières pendant votre congé, vous devez justifier de 10 mois d'immatriculation, en tant qu'assurée sociale, à la date présumée de votre accouchement.

Il faut également pouvoir justifier avoir travaillé au moins 200 heures au cours des 3 mois civils ou des 90 jours précédant le début de sa grossesse ou du congé prénatal, ou avoir cotisé sur un salaire au moins égal à 1 015 fois le montant du SMIC horaire au cours des 6 mois civils précédant le début de la grossesse ou du congé prénatal. Ou bien, en cas d'activité à caractère saisonnier ou discontinu, avoir travaillé au moins 800 heures ou avoir cotisé sur un salaire au moins égal à 2 030 fois le montant du SMIC horaire, au cours des 12 mois civils ou des 365 jours précédant le début de sa grossesse ou de son congé prénatal. Vu comme ça, ça a l'air compliqué mais contactez votre CPAM qui pourra étudier votre dossier et voir quels sont vos droits !

Vos indemnités seront calculées sur vos salaires des 3 derniers mois travaillés ou des 12 derniers mois en cas d'activité saisonnière ou discontinue. Cependant, ces indemnités ne pourront dépasser un plafond (en 2011 : entre 76,20 € et 77,79 € selon les départements de résidence).

La CPAM vous versera vos indemnités tous les 14 jours à moins que votre employeur ne vous verse directement votre salaire et se fasse rembourser par la CPAM ensuite, tout dépend de votre entreprise et de la convention collective. Les indemnités sont versées pendant toute la durée du congé maternité, sans délai de carence, pour chaque jour de la semaine (y compris les samedi, dimanche et jours fériés).

Combien de temps dure le congé maternité ? T3

Si c'est votre premier enfant, votre congé va durer 16 semaines : 6 semaines avant votre date prévue d'accouchement et 10 semaines après. Si vous avez déjà au moins deux enfants, la durée du congé maternité est de 26 semaines (8 avant et 18 après l'accouchement). Pour une grossesse de jumeaux, la durée du congé maternité est de 34 semaines avec un congé prénatal de 12 semaines avant la date présumée de l'accouchement et un congé postnatal de 22 semaines après. Pour des triplés, la durée est de 46 semaines dont 24 semaines avant la date présumée de l'accouchement et un congé postnatal de 22 semaines. Renseignez-vous également auprès de votre employeur, car des conventions collectives ou des accords de branches peuvent prévoir des dispositions plus favorables.

Est-il possible de reporter mon congé prénatal ? T3

Tout à fait. Vous pouvez décider (avec l'avis favorable du médecin ou de la sage-femme qui suit votre grossesse) de reporter une partie de votre congé prénatal après votre accouchement dans la limite de 3 semaines. Votre congé postnatal sera alors augmenté d'autant. Seules les 3 premières semaines du congé prénatal peuvent être reportées. En cas d'arrêt de travail prescrit pendant la période qui fait l'objet d'un report, le report est annulé et le congé prénatal commence au 1er jour de l'arrêt de travail.

Qu'est-ce que le congé pathologique ? T3

Si votre grossesse montre quelques complications ou nécessite de lever le pied, vous pouvez bénéficier du congé « patho » comme on l'appelle. Il débute 14 jours avant la date prévue du congé prénatal sur prescription médicale de la personne qui effectue votre suivi.

Combien de temps dure le congé paternité ?

Le congé paternité est de 11 jours (18 en cas de naissance multiple). Le papa pourra bénéficier de ce congé quels que soient la nature de son contrat de travail, son ancienneté, sa situation familiale, le lieu de naissance ou de résidence de son enfant et qu'il soit ou non à sa charge. Renseignez-vous, certaines conventions collectives ou accords de branche peuvent prévoir des dispositions plus favorables. Ce congé s'ajoute aux 3 jours d'absence autorisée par l'employeur pour la naissance du bébé et doit débuter dans les 4 mois qui suivent la naissance. Les 11 jours doivent être pris consécutivement, et incluent les week-ends et jours fériés.

Le père du bébé doit-il signaler la grossesse à son employeur ?

Certes, chez le papa, la grossesse est beaucoup moins visible...

> **L'AVIS DE** l'avocate
>
> Le père salarié peut bénéficier d'un congé de paternité qui doit être pris dans les 4 mois suivant la naissance de l'enfant. Le congé peut être reporté soit en cas d'hospitalisation de l'enfant, soit en cas de décès de la mère. Le salarié doit présenter sa demande à l'employeur au moins un mois avant la date prévue pour son départ en congé. Il est préférable d'adresser la demande par lettre recommandée avec demande d'avis de réception ou par lettre remise en main propre contre décharge. La date de départ ainsi que la durée de l'absence doivent y être précisées.

→ Qu'est-ce que l'autorité parentale ?

En devenant parent, en reconnaissant cet enfant comme le vôtre aux yeux de la loi française, vous devenez les détenteurs de l'autorité parentale sur lui.

L'autorité parentale est un ensemble de droits et de devoirs ayant pour finalité l'intérêt de l'enfant. Elle appartient aux parents jusqu'à la majorité ou l'émancipation de l'enfant pour le protéger en matière de sécurité, de santé et de moralité, pour assurer son éducation et permettre son développement, dans le respect dû à sa personne. Les parents doivent associer l'enfant aux décisions qui le concernent, selon son âge et son degré de maturité.

Les parents ont à son égard droit et devoir de garde, de surveillance et d'éducation.

Les parents doivent contribuer à l'entretien et à l'éducation de leurs enfants en fonction de leurs ressources, et aux besoins de l'enfant. Cette obligation peut se poursuivre lorsque l'enfant est majeur.

L'autorité parentale prend fin : soit à la majorité de l'enfant ; elle peut même aller au-delà si l'enfant est encore à la charge de l'autre parent, soit par émancipation de l'enfant, ou mariage de l'enfant, soit par retrait total ou partiel des droits, ordonné par le tribunal.

Source : administration française (http://vosdroits.service-public.fr)

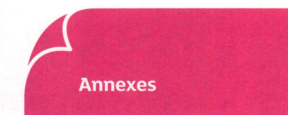

Les aliments déconseillés

L'alimentation devient vite un casse-tête une fois enceinte. On a des envies, pourtant on nous dit qu'on n'a pas le droit à tous les aliments, et il faut parfois surveiller la balance...

Les principaux risques liés à l'alimentation sont :

La listériose : est due à la bactérie listéria et se traduit par une fièvre inexpliquée, parfois modérée (38 °C ou plus) accompagnée d'un syndrome grippal. Selon le terme de la grossesse, elle peut provoquer une fausse couche ou un accouchement prématuré au cours du 2e et 3e trimestre. Elle se transmet par le biais d'aliments contaminés, notamment la viande mal cuite et certains produits laitiers (fromages au lait cru).

La toxoplasmose : est un parasite qui peut être responsable de fausses couches ou de malformations graves pour le fœtus. On le trouve dans la viande crue ou saignante notamment dans le mouton et l'agneau qui sont de grands pourvoyeurs de toxoplasmose. Si vous êtes immunisée, tant mieux ! Sinon, suivez attentivement les recommandations.

La salmonellose : les symptômes apparaissent 24 à 48 heures après la consommation des aliments contaminés. Ces symptômes incluent vomissements, diarrhées, fièvre, maux de tête, et douleur abdominale. La guérison intervient après deux à quatre jours de la contamination. Chez la femme enceinte, la durée de guérison peut être plus longue et peut nécessiter une hospitalisation. De plus, la forte fièvre peut provoquer un avortement prématuré.

Pour vous aider à y voir plus clair en ce qui concerne les aliments déconseillés durant la grossesse, voici un tableau récapitulatif :

Aliment	Risque	Alternative
Alcool	Malformations, syndrome d'alcoolisme fœtal, retard de croissance...	Zéro alcool pendant la grossesse
Café	Avortement spontané au 1er trimestre	3 tasses/jour maximum ou décaféiné
Charcuterie à la coupe	Listériose/Toxoplasmose si non immunisée	–
Charcuterie crue	Toxoplasmose si non immunisée/Listériose	–
Charcuterie en gelée	Listériose/Toxoplasmose si non immunisée	–
Coquillages et crustacés crus	Hépatite A/Intoxication/Listériose	–
Crudités	Toxoplasmose si non immunisée	Les laver scrupuleusement
Foie	Vitamines A très élevée (principe de précaution)	–
Foie gras (cru, semi-cuit ou cuit)	Listériose	–
Fromage au lait cru, à pâte molle, à croûte fleurie ou râpé	Listériose	Fromage au lait pasteurisé sans croûte
Gibier	Intoxication	–
Graines germées	Listériose	–
Jambon cru	Listériose	–
Mayonnaise maison	Listériose/Salmonellose	–
Moules	Hépatite A/Intoxication/Listériose	–
Mousse au chocolat maison (si œufs crus)	Listériose/Salmonellose	–

Aliment	Risque	Alternative
Œuf cru	Listériose/Salmonellose	–
Pâtés	Listériose	
Poisson cru (sushi, tartare, œufs)	Listériose/Intoxication	Cuire le poisson
Poisson fumé ou mariné (saumon, truite)	Listériose	–
Poisson gras ou prédateur (thon, espadon, flétan, bar)	Présence de mercure	Une fois par semaine maximum. Préférez les petits poissons (sardines, maquereaux) plutôt que les gros.
Produits enrichis en phytosérols (pour les personnes ayant un taux de cholestérol élevé)	Principe de précaution	–
Produits laitiers non pasteurisés	Listériose	–
Rillettes	Listériose	–
Soja	Contient de phyto-œstrogènes (principe de précaution)	Contentez-vous d'un produit par jour
Tarama	Listériose	–
Viande crue	Listériose/Toxoplasmose si non immunisée	Cuire la viande à plus de 67 °C au cœur
Viande fumée ou marinée	Listériose/Toxoplasmose si non immunisée	–
Viande rouge	Listériose/Toxoplasmose si non immunisée	Cuire la viande à plus de 67 °C au cœur

CONSEILS EN PLUS :

- Lavez-vous les mains avant et après avoir cuisiné.
- Lavez soigneusement vos légumes, vos fruits et vos herbes aromatiques si vous n'êtes pas immunisée contre la toxoplasmose à l'eau vinaigrée de préférence. De même, lavez soigneusement le couteau qui a été en contact avec la viande crue.
- Ayez une hygiène des mains irréprochable.
- Gardez votre réfrigérateur propre.
- Mieux vaut consommer des produits manufacturés sous emballage que des produits du terroir pour éviter la listériose.
- Évitez les crudités au restaurant si vous n'avez pas eu la toxoplasmose, vous ne savez pas si elles ont été bien lavées.
- La chaleur de l'appareil à raclette n'est pas suffisante pour détruire la listériose, si vous avez une envie de raclette, choisissez du fromage pasteurisé.

Ok, c'est un peu déprimant de lire tout ça, mais on peut se consoler en se disant que ça dure moins de 9 mois et qu'on a le droit à plein d'autres trucs sympas comme le chocolat par exemple (à consommer avec modération mais bon, on peut !)…

La trousse à pharmacie de la femme enceinte

Autant vous le dire tout de suite, vous n'avez pas le droit à grand-chose en termes de médicaments. Ne vous privez tout de même pas d'y avoir recours, il faut simplement ne pas faire n'importe quoi et ne pas prendre n'importe quoi. Le docteur Bénédicte Lafarge-Bart vous a concocté une petite pharmacie spéciale « femmes enceintes », pour vous dépanner en cas d'urgence. Si vous avez besoin de venir y piocher quelques remèdes, voyez cette pharmacie comme une solution à court terme et prenez rendez-vous avec la personne qui suit votre grossesse ou passez un coup de fil à la maternité pour expliquer vos symptômes au plus vite et ne vous traitez pas toute seule sur le long terme.

Vous êtes enceinte, certains médicaments peuvent affecter votre santé ou celle de votre futur bébé. Ne jouez pas à la roulette russe avec les médicaments et ne prenez aucun médicament sans l'avis de votre médecin ou de votre pharmacien. Même si une de vos amies a suivi un traitement pendant sa grossesse, cela ne veut pas dire qu'il est recommandé pour vous. De même, si on vous a prescrit un traitement lors du premier trimestre, il peut être déconseillé voire dangereux les trimestres suivants (et vice-versa). Enfin, le poids que vous avez pris ne doit pas vous amener à doser plus vos médicaments.

Donc prudence, précaution, on jure de ne pas jouer les apprentis sorcières et tout se passera bien...

L'avertissement du Docteur Lafarge-Bart, gynécologue-obstétricienne :

Le choix d'un médicament en cours de grossesse tient compte de l'âge gestationnel. Au 1er trimestre, les risques sont malformatifs (tératogènes) ou abortifs (embryotoxiques). Si vous avez pris un traitement sans savoir que vous étiez enceinte : pas de panique. Il est, en revanche, important d'en parler à votre médecin. En cas de doute, celui-ci pourra vous faire un diagnostic, puis si nécessaire, un suivi adapté. Il est exceptionnel qu'une interruption médicale de grossesse soit indiquée (comme avec le Roaccutane).

Au 2e trimestre le risque est fœtotoxique c'est-à-dire qu'il peut entraîner des lésions sur la fonction de certains organes du fœtus (reins, poumons, etc.).

En gros, il faut savoir que les médicaments en cours de grossesse sont classés en 3 catégories : ceux formellement contre-indiqués, ceux sans aucun risque et ceux qui sont à prendre avec parcimonie sur indication médicale par exemple, quand le risque fœtal est minime par rapport au bénéfice de la maman (morphine, par exemple).

La liste que nous vous donnons ne comporte que des médicaments bien connus et sans risque quelle que soit la période de votre grossesse.

Pour tout ce qui concerne les petits inconforts de la grossesse, sans gravité, mais qui peuvent gâcher la vie au quotidien, vous pouvez aussi vous tourner vers des approches différentes comme l'homéopathie, l'acupuncture, l'ostéopathie, etc.

Notre conseil : Au début de votre grossesse, faites un tri dans votre réserve de médicaments. Rapportez les médicaments périmés à la pharmacie et faites l'inventaire de ce qu'il vous reste. Prenez une boîte que vous étiquetez clairement « GROSSESSE » (sans oublier de prévenir le papa pour éviter qu'il ne mette n'importe quoi dedans), et rangez-y les médicaments auxquels vous avez droit.

Ainsi, vous trouverez facilement les remèdes que vous pouvez prendre en cas de :

MAUX DE TÊTE, DOULEURS MUSCULAIRES, DOULEURS LIGAMENTAIRES, DOULEURS ARTICULAIRES, DOULEURS OSSEUSES, DOULEURS DENTAIRES

Doliprane ou Efferalgan (Paracétamol) – 1 gramme 4 fois par jour maximum

En cas de douleur très intense, vous pouvez prendre ponctuellement de l'Efferalgan codéiné 500 mg ou du Codoliprane 400 mg en respectant strictement la posologie 2 comprimés 3 fois par jour. Attention, ces médicaments peuvent entraîner une somnolence. En cas de douleur intense, il est indispensable d'aller consulter.

Attention, ne prenez pas n'importe quel antalgique au hasard dans votre pharmacie. L'aspirine, l'ibuprofène, l'Advil ou les autres anti-inflammatoires non stéroïdiens (AINS) sont strictement interdits pendant la grossesse (sauf avis contraire exprimé par votre médecin pour des cas très spécifiques).

Attention aux médicaments combinés qui associent plusieurs antalgiques : (Dolirhume, Ixprim)

MAUX DE VENTRE, CONTRACTIONS, BALLONNEMENTS

Spasfon – en comprimés : 2 comprimés 3 ou 4 fois par jour maximum – Lyoc : 2 comprimés 3 ou 4 fois par jour maximum

Vous pouvez coupler si besoin la prise de paracétamol et de Spasfon qui n'interfèrent pas entre eux et qui agissent différemment.

FIÈVRE

Doliprane ou Efferalgan (Paracétamol) – 1 gramme 4 fois par jour maximum

Pour rappel, une fièvre même modérée (38 °C) doit vous amener à consulter rapidement.

REMONTÉES ACIDES

Maalox, Gel de Polysilane, Gaviscon (pansements digestifs) – à prendre après chaque repas selon les posologies respectives indiquées sur la notice.

Motilium – 1 comprimé matin, midi et soir ou en sirop 2 cuillères à café 3 fois par jour.

 Ne jamais prendre de Cytotec ou de Gymiso (Misoprostol).

NAUSÉES

Vogalène et Primperan – 1 comprimé 2 fois par jour.

Motilium – 1 comprimé matin, midi et soir ou en sirop 2 cuillères à café 3 fois par jour.

CONSTIPATION

La première mesure est d'adapter son alimentation (voir page 44). Si cela ne suffit pas, vous pouvez vous aider ponctuellement à aller à la selle en utilisant un suppositoire de glycérine ou Eductyl ou un Normacol.

Suppositoire de glycérine – un si besoin, renouvelez une fois dans la journée.

N'hésitez pas à faire part de ce désagrément à votre médecin ou votre sage-femme, il ou elle pourra vous prescrire un traitement de fond.

ALLERGIES
Aerius 5 mg – 1 comprimé par jour.

Clarityne 10 mg – 1 comprimé par jour.

TOUX
Neocodion sirop adulte – 1 cuillère à soupe 3 fois par jour.

MYCOSE VAGINALE
Pathologie bénigne mais appartenant aux désagréments fréquents en cours de grossesse… On peut généralement utiliser un ovule de Gyno-pévaryl sans risque. Cette molécule n'est absolument pas toxique. Cependant il est important de s'assurer auprès de votre gynécologue ou de votre sage-femme que vous n'avez pas de contre-indication « locale » : un col trop modifié, une fissuration de la poche des eaux.

L'idéal pour éviter ce genre de désagrément, surtout si vous êtes sujette aux mycoses, est l'utilisation d'un savon pour toilette intime adapté à la grossesse (demandez conseil à votre médecin ou votre pharmacien).

Ces médicaments peuvent être pris à n'importe quel moment de la grossesse sauf contre-indication spécifique.

Les numéros utiles

Notez ici les numéros dont vous pourriez avoir besoin tout au long de votre grossesse afin de les avoir toujours sous la main.

- Pompier : 18
- Samu : 15
- Numéro d'urgence européen : 112
- Votre médecin traitant : ....
- Votre sage-femme : ....
- Votre gynécologue : ....
- Votre maternité :
  - accueil : ....
  - prise de rendez-vous : ....
  - urgences : ....
- Votre échographiste : ....
- Votre médecin spécialiste (en ....) : ....
- Votre ostéopathe : ....
- Votre kinésithérapeute : ....
- Votre diététicien(ne) : ....
- Votre esthéticienne : ....
- Ambulance de votre secteur : ....
- Taxi de votre secteur : ....
- Votre centre de Sécurité sociale : ....
- Votre caisse d'allocations familiales : ....
- Tabac infos service : 39 89 de 9 h-20 h du lundi au samedi (0,15 €/min)
- Écoute Alcool : 0 811 91 30 30 de 8 h à 2 h – 7 jours/7 (coût d'un appel local depuis un poste fixe)

Index

A
AAD, 13, 26/27
Accouchement (après), 157 à 176
Accouchement (position), 135/136
Accouchement (préparation à), 131
Accouchement (projet d'), 112/113
Accouchement à domicile, 13, 26/27
Accouchement, 131 à 155
Accoucher chez soi, 26/27
Acné, 35
Administratif, 213
Alcool, 28, 71, 174
Alimentation, 65
Aliments déconseillés, 70, 226 à 228
Aliments interdits, 70
Allaitement, 166 à 175
Allergies, 59, 232
Altitude, 91
Aménagement du temps de travail, 221
Amniocentèse, 107/108
Anesthésie, 111, 149
Angine, 58
Annoncer la naissance, 216
Annoncer sa grossesse, 27/28
Aspartame, 72
Autorité parentale, 225
Avion, 91

B
Baby-blues, 207
Baby-shower, 200/201
Bain, 89/90, 142, 164
Ballonnements, 44, 232
Bêta-hCG, 17 à 19
Bio (manger), 75
Boire (eau), 76
Bouche, 38/39
Bouchon muqueux, 137
Bouleversement émotionnel, 28
Boutons, 35

C
Café, 72, 227
Cambrure, 50
Cannabis, 78/79
Ceinture de sécurité, 92
Césarienne (demander une), 136
Césarienne, 149, 161, 163, 165
Chant prénatal, 134
Chômage, 220/221
Chute violente, 59
Clinique privée, 22/23
Cœur (battements du), 117
Cola, 73
Colorations pour cheveux, 84
Colostrum, 40
Congé maternité, 222
Congé paternité, 224
Congé pathologique, 223/224
Congé prénatal (reporter), 223
Constipation, 44, 232
Consultation (urgence), 60
Consultations obligatoires (deuxième trimestre), 104
Consultations obligatoires (premier trimestre), 101
Consultations obligatoires (troisième trimestre), 109
Consultations obligatoires, 98
Contraception, 165/166
Contractions, 45/46, 142, 187, 232
Couvade, 181/182
Crampes, 50
Crème sur le ventre, 102

D

Date des dernières règles (DDR), 22
Date probable (ou prévue) d'accouchement, 13
Date probable d'ovulation, 13
DDR (date des dernières règles), 21/22
Déclarer sa grossesse, 213
Déclenchement (demander), 136
Déclenchement à l'italienne, 188/189
Déclenchement de l'accouchement, 141
Décollement des membranes, 138
Délivrance, 160
Démangeaisons, 56/57
Démission, 220
Dépassement de terme, 136, 141
Dépenses non remboursées, 23
Dépression post-partum, 208
Déprime, 198
Diabète gestationnel, 57, 108/109
Dilatation (accélérer), 142
Diminution du temps de travail, 221
Doppler, 13
Dormir, 54, 55/56
Douleurs (seins), 40
Douleurs articulaires (soigner), 231
Douleurs dentaires (soigner), 231
Douleurs ligamentaires (soigner), 231
Douleurs musculaires (soigner), 231
Douleurs osseuses (soigner), 231
DPA, 13, 21/22
DPO, 13

E

Eau (boire), 76
Échographie (fiabilité), 196/197
Échographie en 3D, 99
Échographie morphologique, 105
Échographie, 98/99, 103
Embryon, 117
Entretien d'embauche, 222
Envie de dormir, 54
Envie de faire pipi, 47
Envies alimentaires, 65, 73/74
Épilation, 83, 135
Épisiotomie, 148, 162
Équilibre alimentaire, 67/68
Examens d'urine, 105
Examens obligatoires (deuxième trimestre), 104
Examens obligatoires (premier trimestre), 101
Examens obligatoires (troisième trimestre), 109
Excès de salive, 38

F

Faim, 42
Fast-food, 74/75
Fatigue, 54
Fausse couche (peur), 196
Fausse couche (risque), 195/196
Fièvre, 58, 232
Fœtus, 117
Forums Internet, 29/30
Frais non pris en charge, 23
Fringale, 42
Fumer, 78, 174/175
Futurs papas ♂, 12, 48, 79, 80, 83, 100, 123, 133, 147, 149, 161, 168, 181 à 189, 199, 206, 214/215, 224

G

Gaz, 44
Gencives (saignement), 38/39
GEU, 103/104
Gravidique, 13
Grossesse extra-utérine, 103/104

H

Haleine (mauvaise), 39
Hammam, 82
Haptonomie, 133/134
Hémorroïdes, 48/49
Hôpital public, 22/23
Hormone bêta-hCG, 17 à 19
Huiles essentielles, 87
Humidité (culotte), 49
Hygiène alimentaire (précautions), 69, 229
Hygiène de vie, 77
Hypertension, 13, 36/37, 58
Hypotrophie, 122

J

Jacuzzi, 82
Jus de fruits, 76

L

Labels (pour les maternités), 25
Larmes, 28
Libido, 186
Licenciement pendant grossesse, 218/219
Listériose, 70, 226
Livret de famille, 215

M

Macrosomie, 121
Mal au ventre, 43
Mal au bassin et zone pelvienne, 52
Mal de dos, 51
Manger au quotidien, 67/68
Manger bio, 75
MAP (menace d'accouchement prématuré), 13
Masque de grossesse, 35/36
Massage, 82/83
Matériel pour bébé, 125 à 128
Maternité, 23, 25
Maternité (partir à la), 138, 140
Mauvaise haleine, 39
Maux de tête, 37, 231
Maux de ventre (soigner), 232
Médicaments autorisés, 230 à 233
Médicaments, 230 à 233
Menace d'accouchement prématuré, 13
Mode de garde, 216
Montagne, 91
Mouches devant les yeux, 36/37
Multipare, 13
Musique, 124
Mycose vaginale, 47/48, 81, 87, 232

N

Nausées, 41, 232
Nez (saignement), 38
Niveaux de sécurité des maternités, 23
Nom de famille de l'enfant, 215
Nullipare, 13

O

Ondes de téléphone, 79/80
Ostéopathe, 50 à 54

P

Papas ♦, 12, 48, 79, 80, 83, 100, 123, 133, 147, 149, 161, 168, 181 à 189, 199, 206, 214/215, 224
Parabène, 86
Parler au bébé, 181
Peinture (travaux de), 79
Pelvi-scanner, 111/112
Percentile (définition), 13
Perfusion (durant l'accouchement), 142/143
Péridurale, 143 à 147
Périnée, 164
Période d'essai, 219/220
Perte de liquide amniotique, 49, 139, 141/142
Perte de sang, 45
Perte des eaux, 139, 141/142
Pertes blanches, 47
Pertes de sang après l'accouchement, 163
Peur d'accoucher, 205
Pharmacie, 230 à 233
Phtalate, 86
Piercing, 88
Piscine, 89
Pleine lune, 138
Pleurs, 28
Plongée sous-marine, 89
Poche des eaux (fissure), 49
Poids d'un nouveau-né, 120
Poitrine, 40
Position (pour l'accouchement), 135/136
Posture, 50
Poussée, 150
Précautions d'hygiène alimentaire, 69
Pré-éclampsie, 58
Prématurité, 119/120
Prénom du bébé, 199/200
Préparation à l'accouchement, 133/134
Préparation en piscine, 134
Prime de naissance, 214
Primipare, 13
Prise de poids idéale, 66
Prise de sang de départ, 102

Projet d'accouchement, 100, 112/113
Projet de naissance, 100, 112/113

R

Radiographie, 81/82
Radiopelvimétrie, 111/112
Rage de dents, 59
RDC (retour de couches), 13
Reconnaître l'enfant, 214
Régime alimentaire, 67/68
Retard de croissance intra-utérin, 122
RCIU (retard de croissance intra-utérin), 122
Régime pendant la grossesse, 67
Réglette, 21
Relations sexuelles, 185 à 190
Remontées acides, 42, 232
Rémunération, 222
Rétention d'eau, 55
Retour de couches (définition), 13
Rhinite (soulager), 37
Rots, 44
Roulette, 21

S

SA, 13, 97
Saignement de nez, 38
Salive (excès), 38
Salle d'accouchement, 147
Sauna, 82
Sécheresse vaginale, 48
Sécurité sociale, 213/214
Seins (douleurs), 40
Seins (liquide s'en écoulant), 40
Semaines d'aménorrhée, 13, 97
Semaines de grossesse, 13, 97
Sensation d'étouffer, 56
Sexe du bébé (connaître), 105
Sexe du bébé (déception), 124
Sexualité, 185 à 190
SG, 13, 97
Siège (présentation en), 110/111
Soda, 73
Soins dentaires, 59
Sommeil, 54, 55/56
Sophrologie, 134
Sous-vêtements, 87
Sport, 88
Sports (déconseillés), 89
Sports (recommandés), 89
Suite de couches, 159, 163
Suivi médical, 20

T

Tabac, 78
Tabagisme passif, 78
Tatouage, 145/146
Temps de travail, 221
Test de grossesse, 17 à 20
Test HGPO, 108/109
Test O'Sullivan, 108/109
Test OMS, 108/109
Test pipi (fiabilité), 18
Test pipi (souvenir), 18
Tétine, 172
Thé, 72
Toilette intime, 81
Tokophobie, 206
Toux (soigner), 232
Toxoplasmose, 70/71, 80, 102
Train, 90
Tranchées, 163
Travail, 13, 138/139, 202
Trisomie, 106/107, 108
Tri-test, 106
Trousse à pharmacie, 230

U

Urgence (raison de consultation), 60
UV, 82

V

Valise pour la maternité, 150 à 155
Varicelle, 80/81
Varices, 56
Ventre tonique, 86, 165
Vernis à ongles, 86
Visage gonflé, 36
Vitamines, 77
Voiture (ceinture de sécurité), 92
Voiture (trajet), 90

Y

Yeux bleus (nouveau-nés), 122
Yoga, 134

Z

Zona, 81

Table des matières

Introduction   8
Note à l'attention des futurs papas   12
Petit lexique de la femme enceinte   13

➜ ACTE 1 Enceinte ?   15
  Le test   17
  Le suivi médical   20
  Le choix de la maternité   22
  Généralités   27

➜ ACTE 2 Les maux de la grossesse   33
  La tête   35
  La bouche   38
  La poitrine   40
  Le ventre et le système digestif   41
  L'utérus et les parties intimes   45
  Le squelette, les ligaments, les muscles   50
  Le corps en général   54
  Maladies durant la grossesse   58

➜ ACTE 3 Alimentation et hygiène de vie   63
  Alimentation   65
  Hygiène de vie   77
  Beauté   82
  Sport et forme   88
  Loisirs et voyage   90

➜ ACTE 4 Le suivi médical — 95
- Généralités — 97
- Premier trimestre — 101
- Deuxième trimestre — 104
- Troisième trimestre — 109

➜ ACTE 5 Le bébé — 115
- Le développement du bébé — 117
- Le lien se crée — 123

➜ ACTE 6 L'accouchement — 131
- La préparation — 133
- Le moment de partir à la maternité — 138
- Avant l'accouchement — 141
- Pendant l'accouchement — 147

➜ ACTE 7 Après l'accouchement — 157
- Juste après, les suites de couches — 159
- Préparer son allaitement — 166
- Les débuts de l'allaitement — 171

➜ ACTE 8 Le couple — 179
- Devenir parents ensemble — 181
- La sexualité — 185

➜ ACTE 9 Les angoisses — 193
- Peurs pendant la grossesse — 195
- Peurs autour de la naissance — 203

➜ ACTE 10 L'administratif et le travail — 211
- L'administratif — 213
- Le travail — 217

➜ Annexes — 226
- Les aliments déconseillés — 226
- La trousse à pharmacie de la femme enceinte — 230
- Les numéros utiles — 234

Index — 235